益气活血治消渴

——辽沈糖尿病三杰经验集

主编　郑曙琴　高天舒　王　丽

主审　于世家

中国中医药出版社

·北 京·

图书在版编目（CIP）数据

益气活血治消渴：辽沈糖尿病三杰经验集 / 郑曙琴，高天舒，王丽主编 . —北京：中国中医药出版社，2019.2（2020.1重印）

ISBN 978-7-5132-5203-4

Ⅰ . ①益… Ⅱ . ①郑… ②高… ③王… Ⅲ . ①消渴—中医临床—经验—中国 Ⅳ . ① R249.1

中国版本图书馆 CIP 数据核字（2018）第 221085 号

中国中医药出版社出版

北京经济技术开发区科创十三街 31 号院二区 8 号楼
邮政编码　100176
传真　010-64405750
廊坊市祥丰印刷有限公司印刷
各地新华书店经销

开本 710×1000　1/16　印张 12.25　彩插 1　字数 116 千字
2019 年 2 月第 1 版　2020 年 1 月第 2 次印刷
书号　ISBN978 – 7 – 5132 – 5203 – 4

定价　58.00 元
网址　www.cptcm.com

社 长 热 线　010-64405720
购 书 热 线　010-89535836
维 权 打 假　010-64405753

微信服务号　zgzyycbs
微商城网址　https://kdt.im/LIdUGr
官 方 微 博　http://e.weibo.com/cptcm
天猫旗舰店网址　https://zgzyycbs.tmall.com

如有印装质量问题请与本社出版部联系（010-64405510）

益气活血治消渴
——辽沈糖尿病三杰经验集
编 委 会

主　审　于世家

主　编　郑曙琴　高天舒　王　丽

编　委（按姓氏笔画排序）

丁大飞　于占勇　王　森

王亚茹　王清泉　红俊杰

洪勇涛　郭　照　霍晶晶

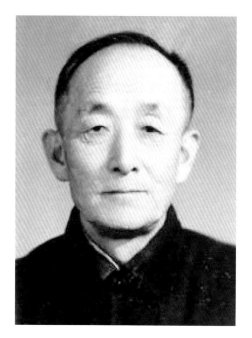

内科杂病专家梁国卿

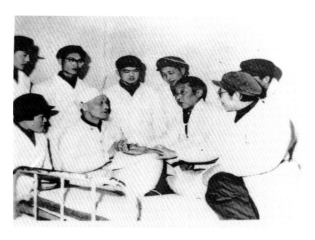

1971 年梁国卿查房留影

宗传验方：左瘫右痪中风不语
　生元芪4钱 人参3钱 白术3钱 炙草3钱 当归5钱
　川芎3钱 熟地5钱 白芍3钱 茯神 黄筋
　防风 巴戟3钱　元酒兑水煎服
××× 半身不遂
　桑枝2分 煅存性元酒冲服 3次
×××
　生元芪2两 当归8钱 红花2钱 川芎2钱 桃仁3钱
　生地2钱 赤芍3钱 牛夕2钱 川断2钱 桂枝3钱
　地龙1钱 防风2钱 甘草1钱　水煎服。

中风常用方剂
1. 顺风匀气散：口喎目斜向颊（面/麻痹和痒）
　白术3钱 乌药2钱 沉香2钱 白芷1钱5 天麻3钱 苏叶1钱5
　人参3钱 木瓜3钱 甘草1钱 青皮3钱　水煎服
　※人体质病情药另有所增减
2. 小续命汤：中风肢体不用后遗半身不遂
　近代诊断为神经炎脱肌推骨刺胀肌房
　损肌间盘花岗出脑血栓等脑血栓等
　党参5钱 甘草3钱 麻黄3钱 杏仁3钱 当归3钱
　川芎3钱 桂枝3钱 赤芍3钱　水煎服
　常用治中风加防风3钱 红花2钱
　风加防风 血加红花 湿加防己3钱
　热加元参3钱 寒加附子2钱
3. 补阳还五汤：中风体弱后遗半身瘫痪者
　生元芪1两5 当归3钱 赤芍2钱 川芎2钱 地龙
　桃仁2钱 红花2钱　水煎服

4. 涤痰汤：中风卒倒 不省人事 言语涩语言不利
　痰涎壅盛 狂妄不宁等
　人参3钱 菖蒲3钱 胆星1钱5 桔红3钱 半夏3钱
　茯苓3钱 甘草1钱 竹茹3钱 枳实2钱　水煎服
　痰多加瓜蒌仁　热盛加黄连
　便燥酌加川军1.5—3.0

5. 大秦艽汤：中风半身不遂 全身疼痛
　川艽3钱 大活3钱 防风3钱 川芎3钱 白芷1钱5 大苓
　生地3钱 熟地3钱 当归3钱 白芍3钱 白术3钱 茯苓
　细辛1钱5 甘草3钱 元参3钱 石膏3钱　水煎服

6. 地黄饮子：瘖痱风痱 清心补益肝肾
　熟地3钱 巴戟3钱 才3钱 山芋3钱 石斛3钱
　远志3钱 五味1钱 茯苓3钱 麦冬3钱 附子2钱
　肉桂1钱 菖蒲3钱 小草3钱　水煎服

7. 中风后留有大便不禁 束便不知时数
　吃下方而疗
　党参5钱 白术3钱 云苓3钱 甘草2钱 陈皮2钱
　画芍3钱 槟榔炭5钱 焦柏2钱 防风3钱
　川芎2钱 大活3钱 泽夕3钱　水煎服

8. 治振颤驱方
　吴磁石3钱 龙骨5钱 牡力5钱 菊石3钱 勾藤3钱
　当归3钱 川芎2钱 桂枝3钱
　　水煎服

9. 治大便燥结
　·三化汤 大黄3钱 只实1钱5 厚朴1钱5 川艽1钱5
　虚人可用搜风顺气汤
　酒军 杏仁 麻仁 山药 防风 大枣
　车前 郁毛 只实 菟丝 牛夕 山军

梁国卿教授手稿

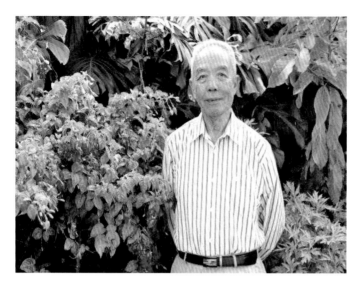

2016 年陈晶教授在奥克兰

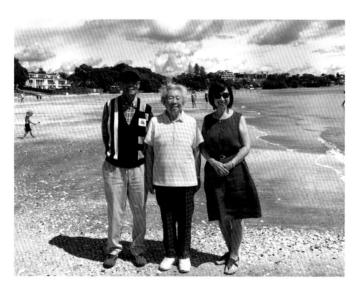

2016 年陈晶教授和夫人于连英、弟子张静娟在奥克兰

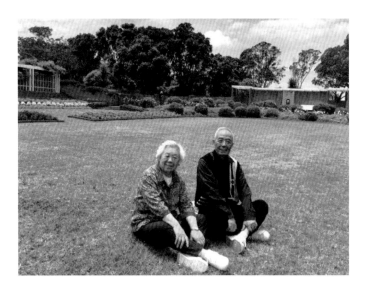

2016 年陈晶教授与夫人于连英在新西兰

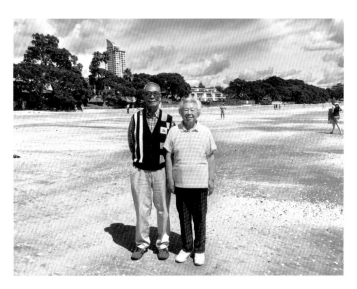

2016 年陈晶教授与夫人于连英在新西兰

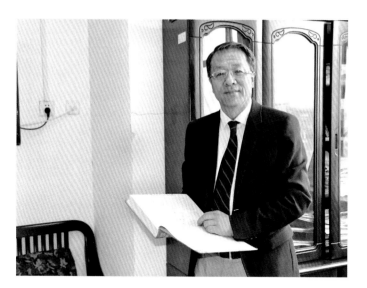

于世家教授

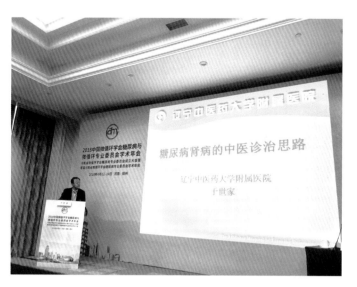

于世家教授在全国学术会议上做讲座

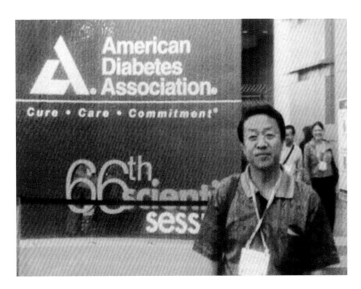

于世家教授参加美国糖尿病年会

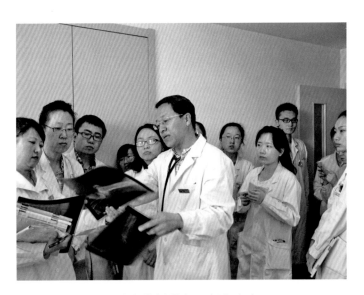

于世家教授带领医师们查房

序

从古至今，岐黄之术的发展，中医的传承，临床疗效的提高，师徒传授的方法起到了至关重要的作用。前辈们在多年的临床实践中不仅掌握了完整的中医理论，还积累了丰富独到的临床经验，这些经验是前人未论、古今方书未载，仅存于先贤脑海中的活的经验。因此，对这些经验的总结、记录对后世医术的传承指导以及治病活人意义重大。

欣闻辽宁中医药大学附属医院内分泌科将辽沈消渴三杰的从医之路、学术思想、擅长医技、医论医话、个人小传等整理成册，欲以付梓，不胜欣慰。又嘱余作序，遂欣然允诺。梁国卿老先生属辽宁中医的第一批名家，悬壶五十余载，活人无数，且以脾胃为中心论治消渴，独树一帜。其创制的"降糖丸"更是名噪一时。陈晶教授承袭"脾虚致消"的病机理论，临证每多获效，并长期在新西兰从事医疗活动，深受国外医学界的欢迎。于世家教授在前人的基础上大胆创新，理验俱丰，以"气虚血瘀、活血通络、祛瘀生新"理论为基础，自主研发中药新药"木丹颗粒"（国药准字：0800330）治疗糖尿病周围神经病变获国家发明专利，并已上市多年，取得了巨大的社会效益和经济效益。因此，整理挖掘他们的学术思想和临床经验不仅有利于中医后学沿袭继承，亦可弥补中医药教材之缺失，对辽沈地区的中医药发展将带来颇多启发，同时他们高尚的医德、执着的追求、严谨的学风亦将激励后学奋进。

最后，感谢为本书的整理、编撰付出大量时间和精力的各位同仁，感谢为本书出版付出大量心血的出版社同仁。希望在大家的努力下，早日付梓，功行天下！

全国名中医 张静生

2018 年 5 月

目　录

益气活血治消渴
——辽沈糖尿病三杰经验集

于世家篇

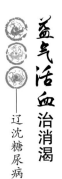

梁国卿 篇

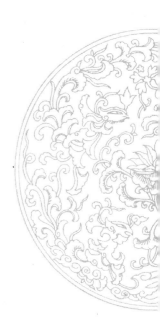

第一章　梁国卿教授从医之路

　　梁国卿，男，1904—1999 年，汉族，辽宁省新民县人。梁老幼年时期在家庭影响下酷爱中医，相信中医能为人民解除痛苦，十几岁时已能背诵许多中医名著，如《内经知要》《伤寒论》《本草备要》等。为了进一步掌握中医治病本领，梁老经人介绍于 1919 年 1 月开始在新民县巨流河孙幼书所办的中医私塾学校学习。在此期间，梁老广阅医籍，深研经典，刻苦钻研，为他之后的行医之路奠定了坚实的理论基础。当时同他在一起学习的还有我省已故名医孙树功、闫子春等人。1921 年，梁老又来到了沈阳的卜生堂诊所，拜王文轩为师，进一步深入学习临床技能。梁老曾在回忆这段往事时感慨地说："那真是苦读寒窗，鸡鸣而起，半夜而眠啊。"

　　经过 4 年的学习，梁老于 1923 年开始在新民县方中录悬壶济世，以治疗小儿杂病为主，后来又兼治内、妇、伤科等的疾病。他对医术精益求精，中药不仅擅用汤剂，甚至对丸、散、膏、丹也非常娴熟，并且精通针灸。梁老为医，怀普济苍生之情，成造福桑梓之事，处世解疾苦，行医为人民。由于他治病机圆法活，用药丝丝入扣，方圆百里慕名求医者络绎不绝。除了日常的诊疗外，梁老还挤出时间博览群书，尤为推崇《备急千金要方》《景岳全书》《东医宝鉴》《临证指南医案》及金元四大家的名著，丰富自己理论知识的同时还不忘汲取民间诊疗经验，融会贯通，治疗疾病效如桴鼓。

1947 年，梁老来到沈阳，先后在克俭前街和皇姑区中西联合医院工作，经过多年的临床实践形成了自己独特的学术思想。他尤为重视气和脾、肾在人体活动中的作用，在消渴病的治疗中以补脾益气为本，在中风的治疗中坚持以补气为主，在治疗慢性疾病时除重视补脾肾外还注重活血化瘀等。梁老是全国首先提出消渴脾虚病机的医家，其理论基础来源于《内经》。《素问·脏气法时论》有云："脾病，身重善饥。"该条文是说脾失健运，可以导致身重、善饥等症状。李东垣更提出了"内伤脾胃，百病由生"的理论，把"善食而瘦"理解为脾虚胃热，故其治疗注重调理脾胃，反对滥用苦寒之品。梁老对消渴的病机曾有深刻的阐述，他认为消渴的病机当包括脾气虚、脾阴虚、气阴两虚，更可表现为湿邪困脾、湿热困脾，晚期还可表现为脾阳不足。梁老依据消渴脾虚的理论，以健脾益气为治法，应用四君子汤加味治疗消渴常取得显著疗效。在此基础上研发的"降糖丹"，由辽宁中医学院药业有限公司生产，现已上市多年，疗效显著且患者反应良好。本流派第二代传承人陈晶教授和于世家教授等在继承梁老消渴脾虚理论的基础上对其进一步发扬和创新。由于这一学说流传广泛，且在其指导下所取得的临床疗效显著，因此在人民卫生出版社出版的《中医内科学》一书中即将"气阴亏虚证"列入"中消"的证型中，同时针对此证型提出了"益气养阴，生津止渴"的治法。

1956 年，梁老调入辽宁省中医进修学校，并在其附属医院的门诊出诊，医术得以进一步发挥。梁老为师，登堂执鞭，饱育桃李，孜孜不倦。他多次为西学中班、进修班、师资班和中医院校的本科学生做专题讲座，为培养后学者倾注了大量心血。梁老带徒数十人，传道授业，尽心竭力，为中医药事业的发展培养了大批优秀人才。时至今日，其门人、弟子多已成为医疗、教学、科研的骨干力量。

梁老退休后依然坚持治病救人，学习新知，启迪后学。他丰富的临床经验、精深的学术思想、显著的研究成果被后世学者视为圭臬，至今受用无穷。

第二章　梁国卿教授学术思想

第一节　消渴专病（糖尿病）

糖尿病属中医学"消渴"范畴，随着社会环境的变化，其发病率越来越高。国家级名中医梁国卿教授总结多年临床实践经验，在消渴的病因病机、辨证论治方面形成了自己独特的理论，并创制了中药复方制剂"降糖丹"。该药曾一度在临床上得到广泛的应用，并收到显著疗效。现将梁老关于消渴的学术思想及治疗经验总结如下：

一、对消渴病因病机的认识

传统的中医理论认为，禀赋不足、饮食失节、情志失调、劳欲过度等原因均可导致消渴。其病机主要在于阴津亏损，燥热偏盛，而以阴虚为本、燥热为标。诸多医家在治疗上强调清热养阴，润燥止渴。经过多年的实践，梁老不囿于糖尿病"阴虚燥热"的传统理论，他认为脾虚是消渴发病之本，故在全国首提"脾虚致消"的病机。这一理论来源于《内经》中《素问·脏气法时论》"脾病，身重善饥"，认为脾失健运，可以导致身重、善饥等症状。王叔和的《脉经》有云："消中脾胃虚，口干欲饮水，多食亦肌虚。"金·张洁古更指出："口渴欲饮水者，白虎加人参汤主之，口不渴，七味白术散主之。"李东垣亦云："内伤脾胃，百病由生。"梁老将"善食而瘦"理解为脾虚胃热，故治疗上注重调理脾胃，反对滥用苦寒之品。清·楼英《医学纲目》中论述消渴的病机曰："饮食不节，劳倦所伤，以致脾胃虚弱……以甘温之药为之主。"清末医家张锡纯认为消渴起于中焦，并从胰与脾的解剖关系上汇通中西加以阐述："至谓其证起于中焦，是诚有理，因中焦膵病，而累及于脾也。盖膵为脾之副脏……迨至膵病累及于脾，致脾气不能散精达肺则津液少，不能通调水道则小便无节，是以渴而多饮多溲也。"这里所谓"膵"即指现代之胰腺及胰岛。

梁老认为消渴的病变部位主要在中焦脾胃，病机当包括脾气虚、脾阴虚、气阴两虚、亦可表现为湿邪困脾、湿热困脾，晚期还可表现为脾阳不足。其发病及病机转化原因主要表现为：

1.素体脾虚之人，复因饮食不节、情志不调、过度劳倦等更伤脾胃，致使摄入饮食不能正常运化转输，气血津液无以充养全身而发为消渴。

2.过食肥甘厚味或饮酒过度，"饮食自倍，脾胃乃伤"，酿生湿浊，正如"化失其正，则脏腑病；津液损伤，则血气即成痰涎"，从而困遏脾气，导致脾虚湿困。

3.年老体虚，复因饮食劳倦，致脾为湿困，脾气虚弱。

4.消渴之人，因治疗一味恪守阴虚燥热而不顾护脾气，过用滋腻或苦寒之品，损伤脾气。

5.消渴病久，情志不舒，肝气郁结，木郁克土，损伤脾胃。

上述各种因素可直接或间接损伤脾气，致使脾气虚弱，运化失司，升降失常，各种功能失调。脾主散精，上归于肺，脾虚不能散精于肺，则肺津枯燥，燥渴引饮；脾主升清，脾气虚则清气不升、精微不布，津液下趋，偏渗于膀胱则见小便量多、清长。《医学衷中参西录》尚云："消渴一证，古有上中下之分，为其证皆起于中焦而极于上下，迫至病及于脾，脾气不能散津达肺则津液少，不能通调水道则小便无节，是以渴而多饮多溲也。"脾主输津于胃，是故脾气虚不能输津于胃，则胃失濡润，燥热内生，胃阴灼伤而消谷善饥；脾主四肢、肌肉，脾气虚不能健运输布、充养四肢肌肉，则见消瘦、倦怠乏力、少气懒言；脾胃互为表里，脾气虚日久则胃气亦虚，故患者不多食反而出现纳差；脾为后天之本、气血生化之源，脾气虚弱日久则气血生化不足，或气虚不能推动血的运行而脉络瘀阻，出现肢体麻木疼痛。《素问·五脏生成》曰："肝受血而能视。"脾虚，肝血不足，不能上荣于目，则见双目视物昏蒙；脾虚气血不足，营卫不和，或血虚生风，可导致皮肤发痒；脾虚气血生化乏源，不能濡养心脉，则致心失所养，出现胸痹、心悸；脾虚水湿不运，泛溢肌肤，可导致水肿等。以上均是对消渴及其并发症病机的深刻阐述。

随着科学技术的进步，广大学者对脾在消渴中发病机制的研究更加深入。广州军区总医院曾报道说：脾虚患者可见血清淀粉酶及尿淀粉酶总活性偏低，即脾虚患者胰腺分泌淀粉酶的功能下降。有学者认为脾气虚弱致脾阴不足，运化失司，进而可致胰腺分泌糜蛋白酶明显下降。纵览近代研究成果，我们可以发现脾虚是导致胰腺功能下降的重要原因，这也使梁老"脾虚致消"的理论进一步得到了印证。

二、对消渴辨证论治的认识

在长期的临床实践中，中医对糖尿病的认识逐步完善。在辨证分型方面，有从症状特点分，也有从阴阳分，还有从脏腑分，如阴虚燥热型、阳虚型、阴阳两虚型、气阴两虚型、阳虚脾弱型、肺肾阴虚型、肺胃热盛型、燥热入血型等诸多证型。糖尿病的中医治疗，有重在滋阴清热或益气之说，亦有重在以肝肺论治、从脾论治、从肾论治之不同。《医门法律·消渴论》有云："消渴之患，常始于微而成于著，始于胃而极于肺肾。"若肺燥阴虚，津液失于输布，则脾胃不得濡养，肾精亦不得上源之水滋助；若胃热偏盛，则灼伤肺津，耗伤肾阴；若肾水素亏，阴虚火旺，上灼肺胃，则三焦同病。清·程钟龄在《医学心悟·三消》中提出："三消之证，皆燥热结聚也。大法，治上消者，宜宣其肺，兼清其胃；治中消者，宜清其胃，兼滋其肾；治下消者，宜滋其肾，兼补其肺。夫上消清胃者，使胃火不得伤肺也；中消滋肾者，使相火不得攻胃也；下消清肺者，滋上源以生水也。三消之治，不必专执本法而滋其化源则病易痊矣。"梁老强调脾主运化在消渴发生、发展过程中的核心地位，但并不意味着因此而忽视肺、胃、肾等脏腑。脾为气血生化之源，为后天之本；肾主藏精，为先天之本。脾之健运，化生精微，须借助于肾中精气的濡养，而肾中精气亦有赖于水谷精微的培育和充养，才能不断充盈和成熟。消渴脾失健运，气阴两虚，久则及肾，滋肾阴则上润肺胃，梁老亦注重在健脾的基础上补肾。

梁老认为消渴的病机是以脾的运化机能下降，即脾失健运为关键，以气阴两虚贯穿于疾病的始终，病机当包括脾气虚、脾阴虚、气阴两虚，亦可表现为湿邪困脾、湿热困脾，晚期还可表现为脾阳不足，随着疾病的不同发展阶段而各有所侧重。因此，对于消渴的治疗，当以益气健脾为主，并辅以滋阴清热、健脾除湿、温补脾阳，做到辨病与辨证相结合，以达到标本同治的目的。

从脾论治消渴历史悠久，早在《内经》中就有关于"消瘅"治疗方法的记载。《素问·奇病论》中载："消渴治之以兰，除陈气也。""兰"即佩兰，乃芳香化湿之品，其意在推陈出新。《金匮要略》"消渴篇"中记载以白虎加人参汤治渴而多饮者，后世奉为上消主方。该方即以白虎汤清肺胃热，与人参健脾益气生津相伍。清·李用粹在《证治汇补·消渴》中指出："五脏之精，悉运于脾，脾旺则心肾相交，脾健则津液自化。"李东垣也认为消渴多由元气不生所致，脾气不足则百病自生，治疗当以健脾益气为本。周慎斋强调，治消渴以调养脾胃为主，尤其值得称道的是他独树"养脾阴"一帜。其益脾气之法是继仲景白虎加人参汤、刘河间宣明黄芪汤之后治疗消渴又一大法，深受朱丹溪弟子戴元礼的推崇。他认为三消久久不治，乃气尽虚之故。陈修园根据脾喜燥恶湿的生理特点，提出了健脾燥湿的治疗大法。古代治消渴之方甚众，自汉唐以来治消渴方有300余首，其中配用治脾之药者达半数以上。近代名医张锡纯指出："糖尿病其症起于中焦，是诚有理，因中焦膵病而累及于脾也。"张锡纯治消渴方如玉液汤、滋膵饮中均重用黄芪。肾气丸治饮一溲二，后世用治下消，方中亦入山药益脾气、养脾阴，茯苓渗脾湿、助脾运，实有寓补后天于培先天之妙。已故名医施今墨治疗消渴病以黄芪、山药、苍术、玄参为基本药物。祝谌予老中医对其力倡而用之，确具疗效。

值得注意的是，现代药理研究已经证实，许多治脾药物如人参、黄芪、山药、白术、苍术、茯苓、玉竹等具有降血糖、疗消渴的作用，从而显示了从脾探索消渴的有效治疗途径是大有希望的。

梁老认为，消渴中脾之病变并非一端，故应审因而治。消渴治脾之道，大要不外以下几个方面：一曰益脾气，脾气旺而阴自升，药用黄芪、白术、人参、山药等。二曰养脾阴，脾为太阴，太阴者三阴之长，脾阴足自能灌溉诸脏腑，药用黄精、葛根、石斛、玉竹等。三曰化脾湿，使湿不困脾，运化自健，药用茯苓、佩兰、泽泻、苍术等。四曰泄脾热，脾有伏火，则蒸胃熏肺，药用黄连、石膏、青黛等。五曰敛脾阴，用于消渴渴饮无度，脾阴内溃；或过用温热，耗伤脾阴者，药用五味子、乌梅等。治脾诸法，或与滋脾益肾相兼，或与清胃同施，或专药独任，直培中宫，贵在使脾运得健、水谷精微的转输与利用恢复正常为目的。因此，在治疗过程中，不但要滋肾，而且要实脾，特别是在后期脾土虚衰的情况下，健脾更为重要，以后天养先天，才能取得明显效果。

梁老主张滋阴清热也应在健脾益气的基础上进行，气能生津又可载津，脾气虚则津既不能生又难以输布，此时若单以滋阴生津则往往难以奏效，而必须参以健脾益气之品；且滋阴清热之品性多寒凉滋腻，滋腻易碍中州，寒凉多损脾胃，故当加用助脾运化之品。此外，苦寒太过，反易燥化伤阴，应用清热药常采用甘寒、甘润之品。清·张志聪在《侣山堂类辩·消渴论》中提出"有脾不能为胃行其津液，肺不能通调水道而为消渴者，人但知以凉药治渴，不知脾喜燥而肺恶寒……以燥脾之药治之，水液上升即不渴矣"，认为在燥脾化痰除湿时，用药宜辛、甘、苦并用，而不可过用辛温，以防化燥伤阴。梁老认为糖尿病多属气阴两虚证，其中气虚为矛盾的主要方面，病机的主要特点在于气阴亏虚、气机失常。上述治脾诸法与药物有机组合，并伍以补肾药，旨在通过恢复脾转输水谷津液的正常功能，以达标本兼治之目的。梁老善用多年行之有效的经验方"降糖丸"，以"益气养阴，补脾益肾"，选择性地对气阴两虚型非胰岛素依赖型糖尿病进行治疗，临床用之每每取得满意疗效。

近年来研究证实，糖尿病的发病与自身免疫失调有关，而糖尿病患者往往存在细胞免疫功能的低下。中医的健脾益气法用以改善机体免疫功能也愈来愈被临床和实验所验证。现代中药药理研究表明，健脾益气养阴中药具有刺激胰岛细胞分泌胰岛素、修复受损的胰岛细胞、增加肝糖原、抑制糖原异生等作用。

三、"降糖丹"的药物组成及组方特点

基于以上"脾虚致消"的病机，梁老主张"从脾论治消渴"，并结合多年临床实践经验，创制了中药复方制剂"降糖丹。"该药由辽宁中医学院药业有限公司批量生产，现已上市多年。

降糖丹由红参、茯苓、白术、黄芪、葛根各5份，黄精10份，大黄、黄连、五味子、甘草各1份组成。方中四君子汤、黄芪健脾益气，培补后天为主；重用黄精滋阴补肾；葛根升阳生津；辅以五味子补气敛阴；并用少量黄连、大黄清热泻火、调胃厚肠、活血通经，以使脾胃充盛，升降平衡，阴津自生。诸药合用，以益脾气、养脾阴为主，并配以清脾热、化脾湿、敛脾阴、活血诸药。诸法并行不悖，治脾兼顾肺肾，使脾气旺而运

化健，脾阴足而精自生，湿热清、血脉和而中焦气机畅达，则饮食之精微通五脏、达六腑，四肢百骸皆得其养，津自生，力自达，消渴诸证得以悉除。

早在 20 世纪 80 年代，梁老的门徒就对降糖丹的临床疗效进行了试验观察。众所周知，影响糖尿病的因素很多，如饮食、体重、精神、环境等。为了排除这些干扰因素，研究者按照 1979 年全国第一次糖尿病会议制定的口服降糖药观察方法，对 20 例非胰岛素依赖型糖尿病患者进行了住院系统观察治疗。结果表明："降糖丹"有调节阴阳平衡的作用，对临床"三消"及其他症状的缓解、血糖及尿糖的降低均有较好的疗效，特别是对尿糖的降低效果优于血糖。降糖丹药效开始的时间一般为治疗后的 1 ~ 2 个月；病程短、病情轻的病例疗效优于病程长、病情重的患者。有些病例，由于用药时间较短，住院时疗效并不十分理想，但出院后继续治疗一段时间，效果尤为明显。说明延长降糖丹的用药时间可以进一步提高其疗效。关于降糖丹治疗非胰岛素依赖型糖尿病的作用机理，根据治疗前后胰岛素释放曲线的观察，可能与胰岛素 B 细胞膜上葡萄糖受体功能增强，引起初期胰岛素释放量增加有关。动物实验也证明，四君子汤能明显增加肝细胞内糖原含量。"降糖丹"以四君子汤为基础，因此调节肝糖原的贮藏量可能是其降糖的机理之一。

应用降糖丹治疗非胰岛素依赖型糖尿病，虽然疗程较长、作用较慢，但由于此法着眼于调整人体阴阳平衡，临床无低血糖、肝肾功能损害等副作用，因此在 20 世纪末的糖尿病治疗中起了一定的作用。

近几年的研究报道也陆续证实了，降糖丹中的药物均具有一定改善糖代谢的作用。有人对国内报道的治疗糖尿病效果较好的若干种成药及成方的药物组成进行了列表统计，结果表明有健脾益气作用的黄芪、人参是使用频率最高的药物。现代药理研究表明，黄连单一生物碱及复合生物碱能有效降糖、降脂，并能改善胰岛素抵抗，而大黄多糖也具有明显的降糖作用。

四、学术思想的传承发展

消渴脾虚的病机影响深远，现代医家除本流派第二代传承人陈晶教授和于世家教授外，程益春教授、熊曼琪教授等也很重视消渴脾虚这一病机。由于脾虚致消学说的广泛影响，以及在其指导下所取得的显著临床疗效，故在人民卫生出版社出版的《中医内科学》一书中将"气阴亏虚证"列为"中消"的病机之一。

● **验案举隅** ●

现举一梁老治疗消渴的医案，可窥其治疗脾虚致病之临床思路与方法之一斑。

刘某，男，52岁，沈阳机械制造厂工人。1977年10月来诊。

患者自述于1975年无明显诱因出现口渴引饮，经多次治疗无效，症状不见好转。

刻下症见：口渴多饮，神疲乏力，自汗，纳差，大便溏，小便量多而频。

查体：形体偏胖，舌质淡胖，苔白，脉细而无力。

中医诊断：脾气亏虚。

治法：健脾益气。

处方：人参10g，白术10g，云苓10g，黄芪10g，黄精50g，葛根5g，甘草5g，黄连3g，五味子5g。

患者用药1个月，于1977年11月再诊时，自述服药后口渴多饮症状缓解，汗止，大小便调。

效不更方，遂嘱患者再服用上方1个月，以巩固疗效。

按语：脾胃乃水谷之海，脾胃健运行其散津之职，水精四布，五精并行。气血之所以满，脏腑之所以充，经络之所以利，肌肉之所以强，实有赖于脾胃的纳化升降及水谷津液的化生，因此健脾益气为治疗本病之本。今用之"四君子汤"具健脾之功，冲和之德；黄芪补气重而实，健脾益气以培补后天之本；重用黄精滋阴补肾；葛根升阳生津；辅以五味子补气敛阴；并用少量黄连清热泻火以使脾胃充盛。升降平衡，阴津自生。

| 第二节　内伤杂病

一、中风

中医学中的"中风"以突然昏仆、不省人事，或半身不遂、舌强语謇、口眼㖞斜为主症，包含了现代医学的脑血管意外在内。中风在临床上属于常见病。中医对中风的认识，历来意见不一，治疗上也多种多样。梁老对中风有其独到见解，临床治疗中风常收廉验之效。现将其对中风的认识与治疗思路加以整理，以供参考。

（一）对中风的认识

中医学对本病的认识较早，远在《内经》中就有相关论述。《内经》曰："风为百病之始也。""虚邪偏客于身半，发为偏枯。"又曰："风中五脏六腑之俞，亦为脏腑之风，各入其门户所中，则为偏风。"至汉·张仲景所著《金匮要略》也认为中风的病因是"络脉空虚"，为风邪所中，并依邪中之浅深将中风分为4型，即中络、中经、中腑、中脏。至唐《备急千金要方》中引岐伯话曰"中风大法有四，一曰偏枯，二曰风痱，三曰风懿，四曰风痹……宜速予以续命汤"。

从以上所述不难看出，唐以前皆以"正虚邪中"立论，即所谓的外风致病。金元以后，中风的病因学说有了进一步的发展，各家提出了新的看法。刘河间曰："中风非外来之风，亦非肝木之风，良由将息失宜，心火暴甚，肾水虚衰，不能制之，阴虚阳实而热气怫郁，心神昏冒，筋骨不用。"李东垣曰："中风非外来风邪，乃本气自病也。凡人年逾四旬气衰之际，或因喜、怒、思、悲、恐伤其气者，多有之。少壮之时无有也。若肥盛者亦间有之，亦是形盛气衰，故如此耳。"朱丹溪曰："有气虚，血虚，痰饮。西北两方，风情坚劲，真为风所中者有之。东南多湿，皆是湿生痰，痰生热，热生风也。"至明·张景岳曰："此症多见卒倒昏聩，本皆内伤积损而然，原非外感所致，所言风病者，其误甚矣。余易去中风二字，以非风命名之。"又曰："气血弱人，受六淫或七情所惑，以损元气致气血衰败而发。"综上所述，河间主火；东恒主气；丹溪主痰与风；景岳则谓之积损为颓，七情六淫耗伤而发，提出"非风论。"可见，金元之后医家对中风发病的认识已经飞跃到了一个新的阶段，提出了"内风"学说，补充了前人认识之不足，至今对指导临床实践仍有重要意义。

梁老积 50 余年临床之经验，认为各家学说均是从不同侧面反映了疾病的本质，不可偏废。依先人立论，辨

梁国卿篇 ❖ 第二章 梁国卿教授学术思想

证施治，用之得当，皆可取得一定疗效。并认为中风一证本属于虚，而风、火、痰、气等乃是诱因。

凡属中风，必先有气血不充、脏腑内亏的宿疾（即前人所谓"内伤正气自病"和"气血颓败者"），复受六淫、七情、痰火等而引发。由于人的体质有强弱，脏腑有虚实，感受邪气有轻重，发病诱因有不同，所以中风的临床表现也颇为复杂，分为中络、中经、中腑、中脏等型，并有闭证、脱证之分。

（二）中风的治疗思路

对中风的治疗，应当注意预防和早期治疗。在治疗上应以补虚为本，尤其要重视补气，兼风者疏风，兼火者清火，痰盛者化痰，血瘀者活血通络。

下面依中络、中经、中腑、中脏之不同证型，分述其治疗思路。

1. 中络

主症：口眼㖞斜。

此证的临床表现与现代医学的面神经麻痹类似，为临床常见病，多由中气素弱或恼怒，使肝气上冲；或感受风邪，郁阻络脉，真气不周，气血运行不畅而致。

治法：以培补正气为主，佐以行气舒筋，辅以疏风散邪。

处方：顺风匀气散（白术、乌药、沉香、白芷、天麻、苏叶、人参、青皮、木瓜、甘草）。

方解：方中人参、白术、甘草培补中气；苏叶、白芷、天麻疏风气；乌药、沉香、青皮行滞气；木瓜舒筋活络。全方共奏补益中气、顺气疏风、调畅气血之功。

本方用于治疗口眼㖞斜，疗效确切。初患之人，十之八九，服药3周即可痊愈，功胜牵正散。牵正散对体格强壮者疗效尚可，气弱体虚者疗效则差。

● **验案举隅** ●

案一

丁某，女，41岁，沈阳雕塑厂工人。1973年10月29日来诊。

患者自述因其小孩被车撞而着急上火，于1973年10月21日晨起即出现口角向左㖞，右眼及鼻亦被牵向左侧，口角流涎，曾在当地卫生所针灸治疗1周无效，遂来我院就诊。

查体：口角向左㖞，露齿，微笑时益甚，鼻唇沟右侧明显平坦，口角低垂，右眼不能闭合，神清，舌质淡红，苔薄白，脉沉弦而细。

本案属气恼之后发病者，投以顺风匀气散，3剂后即觉右侧面部肌肉松弛，口㖞亦减轻，脉仍沉细。说明正气尚虚，故加重方中党参、白术、白芷用量，共服16剂而愈。

案二

李某，男，38岁，沈阳轻工机械二厂，人保干部。1974年3月9日来诊。

患者自述于1974年2月22日在旅馆中近窗而卧受风致口眼㖞斜，经针灸治疗2周，未效，遂来求诊。

查体：右侧面部麻痹，右眼不能闭合，抬头纹消失，口角低垂、流涎，口向左㖞，舌紫，苔薄黄，脉弦。

本案属血虚受风而发病者，投以顺风匀气散，服3剂后来诊，自述症状大有好转，抬头纹已能望见，右眼已能闭合，口㖞有明显减轻，面部肌肉自觉松弛。续服3剂而愈。

2. 中经

主症：半身不遂、筋骨不用；或口眼㖞斜、语言不利。

此证的临床表现与现代医学之脑血栓形成类似，多由正气不足、营卫不固、络脉空虚，复为风邪袭伤，或痰火、七情所致，邪气乘虚入阻经络，致使气血循行不畅，真气不周，筋失所养，发为偏枯不用。

治法：以培补正气为主，佐以除湿、清热、消痰，辅以宣通气血、调荣理卫、通经活络。使正气足、湿痰祛、经络通，其病自消。

处方：涤痰汤合八味小续命汤、补阳还五汤。

加减：兼有舌强语謇者，先用涤痰汤以补气、清热、消痰，继用八味小续命汤通调荣卫、宣通气血以治半身不遂，或两方交替使用；若久病体虚、经络不通者，可用补阳还五汤以大补其气而活血通络。

注意：临证时运用八味小续命汤和补阳还五汤时要辨明虚实，随症加减。

八味小续命汤出自《医宗金鉴》，方中麻黄、杏仁、桂枝、白芍通调荣卫；人参、甘草、当归、白芍宣通气血。本方适用于气血虚弱而有实邪者。若风盛者，加防风；湿盛者，加防己；热盛者，加黄芩；寒盛者，加附子；血瘀者，加红花。

补阳还五汤则适用于久病体虚、经络不通者，方中重用黄芪，以大补其气；再用川芎、当归、桃仁、红花、地龙以活血通络。若中风后出现遗溺者，可酌加防风。

另外，梁老有家传验方：生黄芪100g，当归40g，红花10g，川芎10g，桃仁15g，生地黄10g，赤芍10g，川断15g，桂枝15g，地龙5g，防风10g，甘草7.5g。本方是从补阳还五汤化裁而来，治疗半身不遂久不愈者甚效。

● **验案举隅** ●

案一

刘某，男，50岁，辽宁省煤炭管理局员工家属。1976年5月20日来诊。

家人代诉：患者于 1976 年 5 月 15 日工作时突然不能说话，继而出现左侧半身不遂。当即去某医院就诊，诊为"脑血栓形成"，经治无效遂来中医院求诊。患者除上述症状外，二便、饮食尚可。

查体：面色暗黄，精神欠佳，言语不清，半身不能活动，舌质淡，苔白，脉弦。

中医诊断：中风（中经）。

病因病机：本病系由体虚气弱、内有痰火，复受风寒所致。

治法：补虚清痰，疏风活络。

处方：涤痰汤加瓜蒌仁、黄连；八味小续命汤加红花、石膏。

两方交替用，服药 6 剂即能言语，身体也能转动，但说话仍不甚清晰。继续服药，两方交替使用 1 个月后基本痊愈，仅留左手指屈伸尚不灵活。

案二

甘某，男，50 岁，皇姑区小白楼饭店工人。1973 年 6 月 28 日来诊。

其妻代诉：患者既往有动脉硬化病史。于 1973 年 6 月 27 日饭后突然出现左侧半身不遂，并伴有口眼㖞斜，舌强难言，精神昏聩，饮食欠佳，尿黄，便溏，经某西医院诊断为"脑血栓形成"。

查体：口眼㖞斜，不能言语，精神错乱，左侧半身不遂，舌苔白腻，脉弦有力。

中医诊断：中风（经腑同病）。

病因病机：此由正气亏损，脾胃虚衰，痰湿内停，心热肝风，复受外邪引发而致。

治法：补虚除湿，清心涤痰，疏风活络。

处方：涤痰汤加川连、瓜蒌仁；八味小续命汤加红花 10g，防风 15g。

两方交替使用，服药 6 剂后来诊，有好转；又续服 1 个月，语言清晰，行动、饮食正常，但有便溏，日行 10 余次，故改用升阳益胃法续治。

处方：苍术 15g，云苓 15g，人参 10g，甘草 5g，陈皮 10g，酒芍 15g，防风 15g，半夏 10g，泽泻 10g，羌活 15g，独活 15g，柴胡 15g，鲜姜 10g。

服上药 3 剂后，大便次数减少，但仍是稀便，故改用补脾除湿法治疗。

处方：党参 75g，白术 25g，云苓 15g，甘草 10g，陈皮 15g，酒芍 15g，槟榔炭 25g，罂粟壳 10g，防风 15g，羌活 15g，独活 15g，泽泻 15g。

服上药 3 剂后，大便次数减少且稍干，已能控制；继续 15 剂而愈。

3. 中腑

主症：昏不识人，便溺阻隔。

此证临床表现为猝倒无知、神昏烦乱、狂躁不宁、舌强不语、半身不遂、口眼㖞斜，大便不通等，类似于现代医学的脑血栓形成、高血压脑病。

中医诊断：中风（中腑）。

病因病机：本病系由真气虚衰，复感受外邪，痰饮、风火、瘀血等阻塞心窍，神明失守而致。

治法：补养真气为主，佐以清痰降火、开窍安神通下等法。

处方：涤痰汤。

加减：痰多，加瓜蒌仁；心热，加黄连；便燥，加川大黄。

本方治中风初起，症见精神昏聩、狂妄不宁、舌强不语，无论中经、中腑、中脏者均可用之。方中人参、菖蒲补正气以通心气而醒神；胆南星清肝胆之火而除风痰；温胆汤益智而宁神。全方能使真气足、心窍通、痰火散、神明安，故治中风失神者疗效佳。

● **验案举隅**

孙某，男，54岁，沈阳容器厂工人。1972年来诊。

其女儿代诉：患者患高血压病数年，前几个月突然出现精神不佳、哭笑不宁、半身瘫痪，在沈阳医学院诊为"高血压脑病"，治疗2个月认为未见好转。彼时不时狂叫，大便数日不行，溺赤。

查体：面红唇赤，右侧半身瘫痪，左侧手足不安，问话不答，狂呼乱叫，舌质红，舌苔黄厚焦干，脉弦实有力。

中医诊断：中风（中腑）。

病因病机：此由正气已衰，邪热炽盛，痰火迷扰心窍，神明受扰所致。

治法：清心涤痰，通腑泄热，开窍醒神。

处方：涤痰汤加川大黄。

服上药3剂后，精神稍安；续服3剂，神志已清，能说话，二便调。续服1个月，精神、饮食均已正常，加用八味小续命汤加红花。两方交替服用5个月，痊愈上班。

此证出现便溺阻隔、闭塞不通，即属闭证。

4. 中脏

主症：昏不识人，唇缓涎出，五脱证见。

此证因气血衰惫，五脏滋养缺损，痰火内发者居多，而寒虚者则无。

治法：发病急，病情重，大有真气内脱之势，急需中西结合抢救治疗或可挽救生命于垂危，否则，贻误病机就会导致患者死亡。中医治疗以补气固脱为主，清火豁痰为辅。

处方：涤痰汤重用人参。

● 验案举隅 ●

薛某，60岁，电车厂工人。

患者于1971年1月31日发病，猝然昏倒，口眼㖞斜，半身不遂，不省人事。当即去某西医院就诊，诊断为"脑血栓形成"，治疗无效，遂来我院急诊就诊。1971年2月10日患者病情加重，五脱证俱见，口开、目合、鼻鼾、手撒、遗尿，无知觉反应，呼吸微弱，腰穿有血性脑脊液，诊断为"脑出血"，立即行中西结合抢救治疗。

治法：补气固脱为主，清火豁痰开窍为辅。

处方：涤痰汤重用人参。

鼻饲1剂药后，患者症状有所缓解。望其颜面潮红，切其脉律不整。收住院仍以涤痰汤鼻饲，并兼用安宫牛黄丸。

2月20日患者病情好转，意识清晰，喂水能咽，但仍有半身不遂、语言不利。

3月2日改用补阳还五汤，以补虚通络。

5月18日患者病情稳定，用补阳还五汤和涤痰汤加减交替服用至6月底，基本治愈出院。

以上按中风四证论述了中风的治疗方法，从中可以看出梁老对中风的认识是以虚为本，以风、火、痰为标的。其常用方剂不外顺风匀气散、涤痰汤、补阳还五汤和八味小续命汤。至于闭证与脱证多寓于中腑、中脏之中，治疗上也仅用了涤痰汤加减，如闭证中加川大黄，脱证中重用人参。当然，临床中阴闭与阳闭初起亦可分别用苏合香丸、安宫牛黄丸等开窍醒神，但梁老未用这些贵重、稀缺之品，而以涤痰汤化裁，收效也是颇为满意的。

附：梁老治疗中风常用方剂及药物组成

1. 顺风匀气散（《瑞竹堂方》）

白术、乌药、沉香、白芷、天麻、苏叶、人参、青皮、木瓜、甘草。

2. 涤痰汤（《济生方》）

党参、胆南星、菖蒲、竹茹、陈皮、云苓、半夏、枳实、甘草。

3. 补阳还五汤（《医林改错》）

赤芍、川芎、归尾、地龙、黄芪、桃仁、红花。

4. 八味小续命汤（《医宗金鉴》）

麻黄、杏仁、桂枝、赤芍、人参、甘草、川芎、当归。

5. 牵正散（《杨氏家藏方》）

白附子、僵蚕、全蝎。

二、缠腰火丹

● 验案举隅 ●

左某，男，70岁，沈阳第八运输队工人。1976年3月26日来诊。

患者自诉于10天前生闷气后出现进食后上腹部疼痛。于5天前在腰部出现红色小疹，并逐渐扩大成黄白色疱疹，根部红肿。疱疹由侧腰部向前、向后蔓延至后腰及前腹，如束带缠绕，疼痛剧烈。经西医诊断为"带状疱疹"，治疗2日未见效而来中医内科门诊求治。

刻下症见：疱疹灼痛难忍，不思饮食，无寒热，但恶风，大便干。

查体：精神苦闷，面色黄赤，呼吸平稳，舌质红，苔黄而焦干，脉沉数有力。局部可见排列整齐、黄白如珠的水疱缠绕于腰间，大小为3.5～4.0cm，宽如带状，其根底部红肿。

辨证：腰部见黄白水疱，根部红肿，灼痛难忍，乃由湿热之毒归结带脉，气血瘀滞，不通所致。此湿热之毒源于心火、肝风、脾湿。盖情志不舒则郁而化火生风，肝失条达则脾失健运，风火湿热相搏聚而为毒，循行于血脉之中，结于带脉之内，发为丹毒。带脉者，总约诸脉，如束带，故血中之毒可入于内。四诊合参，面黄赤、溺赤便燥、舌红苔黄而焦干、脉沉数有力均为热盛之象，腰间黄白水疱则有湿郁之征，湿热为患无疑。

中医诊断：缠腰火丹。

治法：平肝理气，调和脾胃，清热解毒，散风止痛。

处方：赤芍 25g，陈皮 15g，厚朴 15g，甘草 5g，苍术 15g，蒲公英 20g，紫花地丁 20g，羌活 5g，独活 15g，川大黄 10g。水煎服。

蚕沙 100g，雄黄 15g。共研细末，入香油调匀，涂患处。

二诊：服药后 3 日显效，疼痛大减，大便自调，日 1 次，饮食尚可，但有轻微胃痛。患者喜形于色，黄苔见退，腰间水疱已干，皮下红肿已消，脉沉略数，按上方继服 3 剂。

三诊：诸症悉退，腰间皮屑脱落，病告痊愈。嘱其续服 3 剂而根除。

按语：中医之缠腰火丹(俗名蛇串疮)包括了现代医学的带状疱疹。本病中医将其分为干湿两型，干者色红赤，形如云片，上起风粟，作痒发热，此属肝心二经风火，治宜龙胆泻肝汤；湿者，黄白色水疱，大小不等，糜烂流水，较干者痛，此属脾肝二经湿热。本案即属湿型，在治疗上用赤芍入血而平肝，以平胃散燥湿健脾而和胃，蒲公英、紫花地丁清热解毒而消肿，大黄除血中之热而通腑，二活散风除湿而定痛；外用蚕沙燥湿祛风而散瘀血，雄黄解毒化痰而燥湿，香油凉血解毒而润肤。内外两法共收调肝理脾、除湿清热、解毒化瘀、散风定痛之功。

三、夜尿症

● 验案举隅 ●

案一

周某，女，50岁，辽宁省沈阳市铁西区人。1969年来诊。

患者自述18年前因受凉引起夜间睡眠时遗尿而不知，经常尿床，经中西医多处治疗无效，精神上压力很大，感到非常苦恼。

查体：一般状态佳，舌质淡润，无苔，左右脉沉细尺弱。

病因病机：此属心脾肾虚，膀胱气化失权所致。

治法：益心脾，暖肾寒，宣肺行水。

处方：缩泉丸加麻黄。

益智4g，乌药4g，山药5g，麻黄2g。

服上方3剂而愈。

案二

刘某，18岁，学生，辽宁省沈阳市皇姑区人。1966年5月来诊。

患者自述自幼尿床，多梦，有时梦中遗尿，亦有不梦而尿。经用针灸、中西药物治疗，均未见效，遂来求治。

查体：一般状态佳，舌脉如常。

辨证：多梦、遗尿即心脾不足、肾寒之征。

治法：益心脾，暖肾寒，宣肺行水。

处方：缩泉丸加麻黄。

益智 4g，乌药 4g，山药 5g，麻黄 2g。

服上方 6 剂而愈。

按语：夜尿症即睡中遗尿，临床上多见于儿童，亦有中年或老年人因受惊、受凉而发者。夜尿症主要责之于心、脾、肾之不足，膀胱之气不固，然与肺之治节失权亦有密切关系。经云："饮入于胃，游溢精气，上输于脾，脾气散精，上输于肺，通调水道，下输膀胱，水精四布，五经并行。"又说："肺者相傅之官，治节出焉。"可见水之运化正常与否，与肺之通调、治节功能有关，在缩泉丸中加麻黄即寓有此意。本方于益心脾、暖肾寒之剂中加宣肺行水之品，即可加强肺之通调、治节功能。本方以益智补心脾而安神，暖肾寒而利三焦；山药健脾益肾而补心肺之气；麻黄宣肺行水而散水气于肌表；乌药除寒理气而使元气通畅。诸药合之，共奏益心脾、暖肾寒、宣肺利气之功，使心脾充、肺肾足、三焦气化宣畅而夜尿自止。

四、肥胖

● 验案举隅 ●

吕某，女，小学教员。1977 年 5 月 7 日来诊。

患者自诉于 1976 年 5 月生子，产后体重 60kg，一般情况正常。6 月起渐胖，到 12 月肥胖明显，每日大约增重 2 两。至 1977 年 3 月体重增至 86kg，稍有疲乏、气短，去某医院就诊，治疗数次，未见好转，后经检查，诊为"肾上腺皮质增生"，建议手术治疗，未同意，遂来诊求中药治疗。

刻下症见：饮食、二便均正常，略觉疲乏，稍有气短，其他均无异常。

查体：面色正常，精神清爽，形态肥胖，皮肤润泽，呼吸平稳，语音正常，无异常气味，舌苔白腻，脉弦细无力。

辨证：按其体丰满肥胖，压之皮肤柔软，亦无凹陷，非气，非风，非湿，亦无肿象，而与正常肌肤无异。但其体重增长之速，又伴有疲乏、气短，乃元气虚，水谷之汁液内盛所致。《类编朱氏集验医方·养生杂论》曰："谷气胜元气，其人肥而不寿；元气胜谷气，其人瘦而寿。"诊其脉弦细无力，弦属痰湿，细无力为元气不足。元气虚损，痰湿阻塞，所以脉道不利而弦细无力。疲乏、气短，亦为元气虚的体征。

中医诊断：肥胖（脾虚湿停）。

治法：燥湿化痰，消食理气。

处方：平陈汤加减。

槟榔 75g，厚朴 15g，酒大黄 7.5g，青皮 15g，苍术 15g，半夏 15g，云苓 15g，枳壳 15g，白芥子 10g，焦山楂 15g。水煎服。

二诊（1977 年 7 月 10 日）：患者自诉从 5 月 12 日起开始服药，1 周后体重减少 2kg。1 个月内共服药 20 剂，体重减少 5kg。停药观察 1 个月，体重又减 1kg。现体重为 80kg。望其形态，体重较前稍减，但仍属肥胖，精神、面色正常，舌有腻苔，脉象弦而缓和。效不更方，原方再服。

三诊（1977 年 9 月 19 日）：患者自诉服原方 19 剂，无不良感觉，精神、体力均可，体重又减 5kg，遂上班，每天工作半日。最近因劳累又觉疲乏，饮食欠佳，有恶心感，月经 2 月未来潮。现在体重为 73kg。望其面色、精神正常，舌正常无苔，脉滑。当时认为有妊娠之象，暂予停药观察。

四诊（1978 年 8 月）：患者自述 5 月生一女孩，母女均健康。产后 1 个月又觉乏力，遂照前方服药 2 剂，一般状况良好，已上班工作。近来体重为 71kg。望其精神、面色正常，已痊愈，上班全天工作。

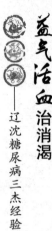

　　按语:《内经》曰"脾主肌肉","能泌糟粕,蒸津液",宣散于全身脏腑肌体之中。若真元之气不足,不能正常散布谷化之精微,运送到全身各处为养,则变生脂液、痰湿蓄积于肌肤之中,而为此肥胖之疾患。陈修园指出:"大抵素禀之盛,从无所苦,惟是湿痰颇多。"汪昂亦云:"肥人多痰而经阻,气不运也。"据此故本案诊断为脾实湿停,即元气虚,痰浊、脂液内停之肥胖病。

五、男性不育症

● 验案举隅 ●

李某,男,28岁。

患者素体健康,婚后数年未育。

精液检查:精子数少,活动力不良。

西医诊断:男性不育症。

查体:未见明显异常。

处方:四君六味合剂。

人参150g,白术150g,茯苓150g,甘草50g,熟地黄200g,山药150g,山萸肉100g,丹皮100g,泽泻100g。

　　上药,共为细末,炼蜜为丸,每丸10g。每服1丸,早晚各1次,空腹用淡盐水送服。

　　服药1个月后,精液检查,精子活动力强,精子数增多。3个月后其妻怀孕，并足月产一健康女孩。

方义：古人谓四君子汤有健运之力，具土气冲和之能，故称其为君子。汪昂曰："四君子汤中正和平，为补方中之金科玉律。"人参甘温，大补元气为君；白术苦温，健脾燥湿为臣；茯苓甘淡，渗湿泄热为佐；甘草甘平，益土和中为使。气足脾运，饮食倍进，则余脏受荫矣。六味地黄丸为滋肾益肝、填补精髓之主剂。柯琴曰："地黄秉甘寒之性，制熟味更厚，是精不足补之以味也，用以大滋肾阴，填补精髓，壮水之主。以泽泻为使，世或恶其泻肾而去之。不知一阴一阳者，天地之道；一开一阖者，动静之机……山药凉补，以培癸水之源；茯苓淡渗，以导壬水之上源。加以茱萸之酸温，借以收少阳之火，以滋厥阴之液；丹皮辛寒，以清少阴之火，还以奉少阳之气也。"六药合用，共奏滋肾益肝、填补精髓之功也。

按语：青年夫妇在婚后3年未采用避孕措施而不孕者应考虑为不育症。对患有不育症者，应给予积极治疗。梁老经多年临床实践，曾用四君六味合剂治愈数例男子精子数少、活动力不良导致的男性不育症，收到较好效果。

中医学认为，治病必求其本，所谓病本，犹树之根，水之源，治疗不求病本则病源莫辨。本病中医辨证多责之于先天肾气亏虚，或后天脾气不健所致。肾主藏精，为生殖发育之源，肾气盛则所藏之精足，肾气虚则所藏之精亏虚。《灵枢·本神》说："生之来谓之精。"精是与生俱来的，禀受于先天，为生命起源的物质。万物化生必从精始，与生俱来之精称为先天之精，饮食营养之精称后天之精。肾为先天，脾为后天，先天生殖之精必赖后天饮食之精滋养才能不断滋生化育。许叔微云："补脾不若补肾。"李东垣认为："补肾不若补脾。"这两种说法揭示了先天肾气与后天脾气之间不可分割的密切关系。故先天肾精赖后天饮食荣养精微而不断滋生化育；而后天脾土的生化又赖先天肾气之温养。因此，精子之缺损不完全者责之于二脏之不健全也。

四君六味两方合用，一补先天之精，一补后天之脾，后天脾壮则谷化精微充盈，以养五脏之气而助先天肾气，先天之气足则全身脏腑得养，水火既济，阴阳调和，氤氲畅达，万物发生。因此，不成熟的精子得先后天之滋养而复康泰矣。

六、妇科病

● 验案举隅 ●

房某，女，31岁，工人。1976年6月中旬来诊。

患者自诉于1974年3月怀孕，孕后2个月，自觉全身疲乏困怠，食欲欠佳。孕后3个月后产检，胎不活泼，当即住院观察。住院 1 个月后检查，胎死腹中，即行手术治疗。1975 年春又怀孕，2 个月后又觉疲乏困倦，饮食减少。当时入院观察 2 个月后产检，胎死腹中，又行手术治疗。1976 年 6 月中旬来诊时又怀孕 2 月余，自觉疲乏无力，困倦不适，饮食减少，与前两次受孕时情况无异，要求中医治疗。

查体：患者精神倦怠，舌无苔，脉沉细无力略数。

辨证：脉沉细无力为气血虚弱；平素胞寒脾虚之象，脉略数为热；脾虚则食难消，所以食少；食积生脾火，水谷之精微因之耗减，胎即失去滋养之源，故致胎死腹中。

治法：养血健脾，清热祛湿。

处方:《金匮要略》当归散加味。

白术 15g，茯苓 15g，当归 15g，白芍 15g，熟地黄15g，黄芩 15g，川芎 10g，阿胶 15g，艾叶 15g，甘草5g。

二诊：服药 3 剂后，自觉精神转佳，饮食渐增。效不更方，原方继服 1 个月。

三诊：患者自述体力增强，饮食多进，日渐好转。诊其脉滑有力，续用原方再服 1 个月，以巩固疗效。

四诊：妊娠已 5 个月，无不适感。产检：胎位正常。诊其脉滑而有力，断为气血充盈，胎已得养而停药观察。

患者于 1977 年 2 月顺产一健康女孩。

按语：胎之所养在血，血得热则枯；胎之根蒂于脾，脾喜燥而恶湿，因此养血清热，健脾祛湿为治此病之本。《金匮要略》云："妇人妊娠，宜常服当归散主之。"汪昂《医方集解》云："此养血活血兼健脾胃而安胎，怀妊者最宜。"又曰："此足太阴厥阴冲任药也，冲任血盛，则能养血而安胎。川芎、芍药，能养血而益冲任，又怀妊宜清热凉血，血不妄行则胎安。黄芩养阴退阳，能除胃热；白术补脾燥湿，亦除胃热。脾胃健则能运化精微，取汁为血以养胎，自无恶阻呕逆之患也。"朱丹溪称黄芩、白术为安胎之圣药。今用当归散为主方，加熟地黄以成古方四物汤为治血之总剂，能生血、活血、养血，使血运于全身以为养；阿胶滋阴补血；茯苓利湿宁心；艾叶能理气血而逐胞中之寒湿；甘草调和诸药，共同收功，故获显效。

七、口眼㖞斜

● 验案举隅 ●

案一

丁某，女，41 岁，沈阳雕塑厂工人。1973 年 10 月 29 日来诊。

患者自述因其小孩被车撞而着急上火，于 1973 年 10 月 21 日晨起即见口角向左㖞，右眼及鼻亦被牵向左侧，口角流涎。曾在当地卫生所针灸治疗1周，无效，遂来我院就诊。

查体：口角向左㖞，露齿微笑时益甚，右侧沟明显平坦，口角低垂，右眼不能闭合，神清，舌质淡红，苔薄白，脉沉弦而细。

治法：顺气疏风，调畅气血。

处方：顺风匀气散。

白术5g，乌药3g，沉香2g，白芷2g，天麻2g，苏叶2g，人参2g，木瓜3g，青皮3g，甘草2g。

服药3剂后即觉右侧面部肌肉略松弛，口㖞亦减轻，脉见沉细，说明正气尚虚。在上方基础上加用人参、白术、白芷用量，继服15剂而愈。

案二

李某，男，38岁，沈阳轻工机械二厂人保组干部。1974年3月9日来诊。

患者自述于2月22日在旅馆中近窗而卧受风致口眼㖞斜，经针灸治疗2周未效。

查体：右侧面部麻痹，右眼不能闭合，抬头纹消失，口角低垂流涎，口向左㖞，舌紫，苔薄黄，脉弦。

处方：顺风匀气散。

服药3剂后来诊，自述大有好转，抬头纹已能望见，右眼已能闭合，口㖞明显减轻，面部肌肉自觉松弛。继服3剂而愈。

案三

尤某，女，21岁，沈阳拖拉机厂工人。1969年11月来诊。

患者自述1968年5月1日因汗出受风后初觉面部发紧，继则面肿、口㖞，视力欠佳，经针灸及服药治疗后好转。1969年8月又出现面肿、失语，经针灸治疗后好转，但遗留左侧面肿、唇肿，经治多次无效，西医诊为"面神经麻痹"。

处方：顺风匀气散。

服药3剂后，病情好转；继服6剂，面唇肿消而愈。

按语：口眼㖞斜（即面神经麻痹）为临床常见病，多由恼怒之后或体虚受风，使真气不周，脉络闭阻，气血流行不畅所致。医者多以牵正散或针灸治之，然梁老临床多以顺风匀气散治疗此病，奏效者颇多。

阳明之脉荣于面，夹口环唇，肝经之脉上连目系，可知口眼㖞斜乃阳明、厥阴病也。本方中人参、白术、甘草入阳明而补真气；天麻、苏叶、白芷辛温发散以疏头面之风；乌药、青皮、沉香以行滞气；木瓜能泻肝而伸筋。全方共奏补益、疏散、行气之功，故气顺、血和、风灭，真气得以周流，而病自除矣。

八、久痢

袁某，男，沈阳第二纺织机械厂工人。1973年9月来诊。

患者患痢疾脓血便已9年。1964年7月患菌痢，在某医院经用青霉素等抗生素治疗，痊愈出院，但出院后经常复发，伴口渴、乏力、里急后重、脓血便，日行二十余次。以后几乎每年复发1次，且多在夏季发病。自1968年复员后病情加重，经常便脓血，不分冬夏，时轻时重。曾用各种抗生素，如磺胺类、呋喃类药物均无效，遂求治于中医。

刻下症见：腹痛，里急后重，便脓血，日行十余次，无发热。

查体：一般状况尚可，腹部柔软，无压痛及包块，肝脾未及，舌赤，苔薄黄，脉缓无力。

治法：调气和血，泄热导滞，佐以温阳之品。

处方：当归50g，白芍50g，槟榔15g，枳壳15g，莱菔子10g，甘草5g，酒大黄7.5g，肉桂5g。水煎服。

服药3剂，腹痛减，后重轻，便次少。服药6剂，则腹痛止，后重除，尚有少量脓血便。服药9剂，即收愈功。随访2年，未见复发。

按语：本病系湿热痢，初病未能尽解，邪气留滞大肠所致。湿热熏蒸，气血受伤，宿垢不净，化为脓便。宿垢不净，则清阳终不得升，浊阴不去则新肉不长，故经常脓血便。气血被阻，传导失职，则腹痛、里急后重。久痢必伤脾肾之阳，李中梓说："肾为胃关，开窍于二阴，未有久痢而肾不受损者，故治痢不知补肾非其治也。"可见治疗久痢，除调和气血、导其积滞外，还需温补肾阳。本病切忌以苦寒攻伐。本方重用当归、白芍以和营养血；槟榔、枳壳以行气导滞；莱菔子行气解毒而止痢；酒大黄泄热通腑；甘草和中健脾；肉桂温肾助阳暖寒。全方共奏调和气血、泄热导滞、解毒止痢、健脾助阳之功，故取效豁然。

九、久泻

● 验案举隅 ●

赵某，44岁，某工厂干部。因"腹痛腹泻10余年，加重3个月"于1972年11月2日以腹泻入院。

患者于1965年发病，初起即感觉腹痛，便溏，排便次数增多，便有黏液，痛处位于右下腹部，当时厂医院诊为"肠结核"，但用抗结核药物治疗无效。以后缠绵不愈，十余年来屡屡发作，经常腹痛绵绵，痛甚即泻，多则日行5~6次，少则2次，大便均不成形，黏液较多，冬季轻，夏季重，有时便中带血。曾服青霉素、氯霉素、磺胺类药物，无效。1972年8月，随着腹泻加重，食欲减退，腹痛也加重，痛处除回盲部外，常累及左下腹部，曾就诊于某医院，经消化道钡剂造影检查：未发现器质性病变；乙状结肠镜检查：考虑为黏液性结肠炎或过敏性结肠炎。既往体健，未服用过中药。

查体：一般情况尚可，脐左右和下腹部有触痛，但不拒按，舌质紫，无苔，脉沉细。

患者住院期间腹泻重时曾有环形红斑出现于四肢，考虑为"过敏性结肠炎"。入院时曾以寒证论治，投平胃散合姜附四君子汤。服后腹部有热感，但未效。考虑本病疼痛部位在少腹，痛甚即泻，脉虽沉细，但舌质紫、无苔，并非寒象，乃是泻久阴伤虚热之征。综合分析，该患者系肝郁脾衰所致，故改用四君子汤合痛泻要方加槟榔炭。四君子汤以培补虚衰之中土，痛泻要方补土泻木、调理肝脾，加槟榔炭行气消食止泻。

处方：党参25g，白术25g，云苓15g，苍术15g，防风15g，白芍15g，甘草5g，陈皮15g，槟榔炭15g。

上方共服32剂，症状逐渐减轻。至1972年12月22日出院时，腹痛消失，腹泻明显减轻，大便已成形。1973年8月患者来院探病时说："病已全好了，十多年来夏天都不好过，青瓜、水果都不能吃。今午吃了未犯腹痛、腹泻。"

十、脱发

● 验案举隅

张某，女，18 岁，学生，满洲里人。1974 年 4 月 15 日来诊。

患者自述于 1973 年 3 月初突然出现脱发，头发斑秃如蛋黄大，头皮光亮，以后渐次脱落，至 1974 年春节头发已全部脱落。在当地医治无效遂来求治。

查体：形态一般，面色㿠白，口唇淡，语音清晰而弱，呼吸均匀，脉沉细无力，左脉略大于右脉。

辨证：脉沉细无力，面色㿠白，口唇淡，为血液不充之象；左脉稍大于右脉，乃体表营血为风邪所伤，血中有风热蓄居之征。

治法：祛风清热，养阴凉血。

处方：当归 10g，生地黄 25g，白芍 25g，川芎 10g，防风 15g，荆芥穗 15g，薄荷 10g，酒大黄 15g，黄连 10g，黄芩 15g，麻黄 10g，桔梗 15g，甘草 10g，焦栀子 15g，苍术 15g，连翘 15g。

上药共为蜜丸，每丸 10g，每服 1 丸，白水送下，日服 2 次。

服药 3 个月，于 1974 年 7 月 25 日再诊时，自述服药后 1 个月头皮上即生出微细黄白色毛发，用刀剃掉，又生出粗黑毛发。就诊时已全部长出发根，仅有两处如鸡蛋黄大小的头发色白而微细。故嘱其再服 1 剂，巩固疗效。

1974 年 11 月，其亲戚来就诊时谓其："早已长出乌黑头发。"

按语："发为血之余"，血乃滋养毛发之源。气血旺盛则发乌润，气血衰惫则发枯落。若内伤气血，血虚生热，热而生风或体弱营卫不固，玄府不闭，风邪乘虚袭入，致风热之邪蓄居血中，暗耗阴液，阴血枯竭，不能滋荣于发，致毛发脱落。肝主风而藏血，血属阴，得凉则发生，得热则发枯，方中以四物调肝以养血，辅以清热祛风凉血之品，使风邪散，血热清，阴液生，血自旺，发得荣而自长。

附：梁老验录

1. 不要小看发表药，羌活、独活用之得当，退热效佳，热退后不能复生。

2. 心火阴虚，舌溃而痛着，生蒲黄末活血、生肌、敛皮而止痛，胜于儿茶。

陈晶｜篇

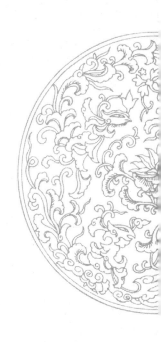

第一章　陈晶教授从医之路

　　陈晶，男，生于 1937 年，辽宁省新民县人，1958 年就读于辽宁中医学院，1964 年以优异成绩毕业并留校任教，1972 至 1976 年师从于名老中医梁国卿，尽得其传。曾任辽宁中医药大学教授，博士研究生导师，中医内科学教研室副主任，中华中医药学会糖尿病学分会副主任委员，辽宁省中医药学会糖尿病专业委员会主任委员，辽宁省中医教育高级职称评委，沈阳市中医学会副会长、秘书长等职。1978 年以来，陈晶教授曾多次荣获"沈阳市科学技术协会活动积极分子""先进工作者"称号。1979 年，陈晶教授被选为中国共产党辽宁省第五届党代会代表。

　　陈晶教授退休后便移居新西兰，为了弘扬中医学，使中医走向世界，他积极协助当地华侨创办了新西兰中医学院，并担任新西兰中医药针灸学会会长、终身名誉会长。陈晶教授从事教学、医疗、科研工作已历五十多个春秋。他悉研经典，勤求古训，博览群书，孜孜以求，发《内经》之要旨，扬诸家之精华，师古不泥，融会新知，重视实践，务实求真，精于医术，学验俱丰。他擅长内科，旁及妇儿，尤其对糖尿病的"脾虚理论"颇有研究。通过临床和实验研究，认为脾气虚弱是糖尿病发生的始动因素，进而可导致阳明燥热、肺肾阴亏、血行瘀滞等复杂的病理变化，这些病理变化相互影响，相互作用，贯穿于糖尿病始终。因此，不能认为糖尿病是由某一个病理过程所主宰，而是一个以脾虚气弱为始动因素的复杂病理过程的表现。据此，他提出了以健脾益气为主，养阴、清热、活血为辅的中医治疗糖尿病的基本原则。他参与了以"脾虚理论"为指导下的"降糖丹"的研制工作（主要参与者之一）。该药获"准字号"，得以批量生产，取得了较好的社会效益和经济效益。陈晶教授还亲自主持了"胰岛灵"的研究工作，该药治疗非胰岛素依赖型糖尿病（NIDDM）的有效率达91.9%，且具有防治糖尿病并发症的作用。其作用机制为促进胰岛B细胞分泌胰岛素、抑制胰岛A细胞分泌胰高血糖素、促进肝糖原合成、提高了胰岛素受体数目、增强特异性结合率等。

陈晶教授善于吸取前人的经验，敏于临床思维，不断总结经验，因此临床疗效显著，颇受患者信赖。他对消渴、瘿病、中风、水肿、痹证，以及肝、胆、脾、胃疾病的治疗均有其独到之处。陈晶教授非常重视医德，他认为良好的医德是行医之本。多年来，陈晶教授待患如亲，不为世俗所惑，经常义诊，不仅赢得了患者的广泛赞誉，而且收获了中华中医药学会授予的"国医楷模"牌匾。

陈晶教授治学严谨，诲人不倦，尤其重视"教书育人"，他所带过的研究生均"青出于蓝而胜于蓝"，德才兼备，现已成为该学术领域的"中流砥柱"。陈晶教授在执教、诊疗之余，勤于笔耕，主编了《中医内科护理学》《辽宁百家良方选》，担任副主编参与了《糖尿病及其并发症的中西医治疗学》一书的工作，同时参编了《中医内科学》《感冒论治学》《实用中医临床手册》等多部著作，还撰写了"健肝益气法治疗 2 型糖尿病的临床研究及机理探讨"等多篇学术论文。

第二章　陈晶教授学术思想

| 第一节　消渴专病（糖尿病）

　　糖尿病属中医学"消渴"范畴，是由于阴亏燥热，五脏虚损所导致的以多饮、多食、多尿、形体消瘦为特征的病证。现代中医理论认为，先天禀赋不足与后天饮食、情志等因素均可导致消渴。该病是一种常见病，近年来其发病率有增高的趋势。应用中医药治疗糖尿病在改善症状、防治并发症、提高患者生活质量等方面有很好的效果。早在 70 年代，陈晶教授就以"脾虚理论"为指导对非胰岛素依赖型糖尿病（NIDDM）进行了临床研究，其自制的中药煎剂"胰岛灵"在临床上得到了广泛应用，并取得了很好的临床效果。在几十年的临床实践过程中，陈晶教授在消渴治疗方面形成了自己独特的观点，现总结如下：

一、糖尿病与脾虚——脾虚气弱是糖尿病发生的始动因素

糖尿病属于中医学"消渴"范畴，宋代以来多以三消论治，而陈晶教授则认为消渴的发生与脾虚有密切关系。《素问·脏气法时论》载："脾病者，身重善饥。"《灵枢·本脏》曰："脾脆，则善病消瘅。"《素问·奇病论》载："此人必数食甘美而多肥也，肥者令人内热，甘者令人中满，故其气上溢，转为消渴。"以上条文均说明脾虚是消渴发病的重要原因。

从生理功能角度看，脾为后天之本，气血生化之源，脾之盛衰直接影响着其他脏腑的生理功能。《脾胃论》云："五脏受气于六腑，六腑受气于胃。"又云："胃者十二经之源，水谷之海。"可见五脏赖于胃气的滋养，而五脏之气皆源于胃气，"大抵脾胃虚弱，阳气不能生长，是春夏之令不行，五脏之气不生"。《内经》云："饮入于胃，游溢精气，上输于脾，脾气散精，上归于肺，通调水道，下输膀胱，水精四布，五经并行。"可见在生理上，饮食入胃，仕胃和小肠消化吸收后，必须依赖于脾的运化功能，才能将水谷化为精微，并将其"灌溉四

旁"，即所谓"脾主为胃行其津液者也"。没有脾的这种生理功能，五脏便失其所养。

从临床表现角度看，脾胃同居中焦，一阴一阳，一升一降，互相滋生，互相制约。脾虚则胃无所制，"胃伏火邪于气分，则能食"。脾虚胃旺，热郁阳明而消谷善饥，肾关不固，精微下流，则出现消瘦，即王叔和所谓"多食亦肌虚"。《脾胃论》云："肺金受邪，由脾胃虚弱而不能生肺，乃所生受病也。"就是说脾胃虚弱，不能散精归肺而致肺虚，加之脾虚阳明伏火，携心火上灼，耗液伤津而出现口渴引饮、气虚息短，即所谓"形衰气衰"。脾虚日久，肾水必然反侮脾土，肝木必然复乘脾土，出现肝肾虚弱之象，在临床上出现肾关不固而多尿，肝肾阴虚则见足软无力、精神困倦、嗜睡、腰背疼痛、阳痿等症，甚则出现真阳衰微之象。由此可见，脾虚可致五脏柔弱，一则脾虚水谷之气不能化为精微充荣之气，致使五脏之气皆弱；二则脾虚不能运化水谷，积热于中焦；三则脾虚气弱，无力摄血行血，而致血行瘀滞。

综上所述，在脾虚的影响下可出现气虚、阴虚、燥热、血瘀等病理状态，而这种病理状态可单独出现，亦可合并出现而表现为脾气虚、气阴两虚、阴虚燥热、阴阳两虚及血瘀等证。

从解剖学角度看，脾位于腹腔上部，横膈之下，左季肋深部，附于胃的背侧左上方。其形"扁似马蹄"（指脾而言），或"形如犬舌，状如鸡冠"（指胰而言）。就其位置、形态而言，中医藏象学说中的脾实际上是指现代解剖学中的脾和胰，但其生理功能却远超脾、胰之和。

从病机角度看，脾位于中焦，主运化，若脾虚失运，则转变输布精微物质的功能受损，水谷不得输布于肺、胃、肾等脏腑。肺失所养则无以敷布水液，水液下行随小便排出体外，故小便量多，水液不能上承于口则见口渴多饮；脾虚无以制胃火，则胃火炽盛，消谷善饥；脾主四肢肌肉，脾虚则肌肉失养，故而消瘦。

古代中医典籍中即有对消渴脾虚病机的阐述。糖尿病的脾虚病机源于《内经》时期，《素问·脏气法时论》曰："脾病，身重善饥。"晋·王叔和《脉经》中云："消中脾胃虚，口干欲饮水，多食亦肌虚。"金元名家张洁古指出"口渴欲饮水者，白虎加人参汤主之；口不渴，七味白术散主之"，将消渴病机分为胃热和脾虚。李东垣治疗消渴重视清热的同时健脾益气，他在《脾胃论》中云："又有善食而瘦者，胃伏火邪于气分则能食，脾虚则肌肉削，即食㑊也。"其经验方甘露饮子、兰香饮子均以健脾益气为处方基础。明·戴思恭的《证治要诀》中对本病的论述，强调健脾益气、补肾温阳的治法；明·周慎斋的《慎斋遗书》中指出消渴的治疗应重视养脾阴，提出"五脏皆通乎脾，养脾则津液自生"。清·陈士铎的《辨证录》指出："夫消渴之症，皆脾坏而肾败，脾坏则土不胜水，肾败则水难敌火，二者相合而成病。倘脾又不坏，肾又不败，亦无消渴之症矣。"近代医家张锡纯的《医学衷中参西录》认为："消渴，古有上中下之分，谓皆起于中焦而及于上下。"

以上论述都认为，治疗消渴重在健脾。有人从现代科学技术角度探讨消渴的发生与脾之间的内在关系，其认为消渴患者的胃电参数均较正常人明显降低，并表现为脾虚的波形，提示了消渴脾虚的存在。总之，中医学有关脾的副脏的认识、现代医学关于胰为消化腺的生理解剖理论，以及消渴的症状学特点，都提示消渴的病机关键在于脾虚。

二、糖尿病并发症——消渴兼有血瘀是导致并发症的重要病理基础

消渴并水肿、中风、痹证。糖尿病有诸多并发症，然古代医家关于糖尿病并发症的论述颇少，提及并发症最多的为痈疽，对其产生机理的认识最早见于隋·巢元方的《诸病源候论》，书中指出："其病变多发痈疽，此坐热气，留于经络不引，血气壅涩，故成脓痈。"宋《圣济总录》中曰："病久津液耗竭，经络否涩，营卫不通，热气留滞，必变痈脓也。"《儒门事亲·刘河间先生三消论》曰："夫消渴者，多变聋、盲、疮、癣、痤、痱

之类，皆胃肠燥热怫郁，水液不能浸润于周身故也。"明·李梴《医学入门·消渴》曰："三消上中即平，不复传下，上轻中重下危，总皆肺被火邪，熏蒸日久，气血凝滞……末传痈疽。"以上条文均说明，痈疽产生的病理核心为多种原因所致的血瘀。现代医家基于古人对糖尿病并发症病机的认识，根据中医学理论，结合临床实践，并运用现代科学技术手段进一步证实，消渴兼有血瘀是导致多种并发症产生的重要原因。

从消渴兼有血瘀的临床表现来看，多有舌质紫暗，或瘀点瘀斑，或手足麻木、疼痛，或头晕、头痛，甚则出现肢端缺血坏死，或急性心肌梗死，或缺血性脑血管病，或眼底病变。这些都是消渴特征性的血管并发症。除上述症状、体征外，许多医家运用现代医学检查手段测定糖尿病兼有血瘀患者的血液流变学、微循环等指标，结果均有不同程度的改变，从微观上证实了血瘀的存在。

从病因病机方面看，气为血之帅，气行则血行，气虚无力鼓动血运则血行迟缓，必形成血瘀。脾具有化生血液、统摄血液，而使其正常运行的功能，若脾气虚则化血不足，可致血虚而瘀；脾气虚则帅血无力，可致气虚而瘀；脾气虚则统摄无权，可致血溢脉外而瘀。可见，脾气虚是导致血瘀的重要原因之一。

消渴兼有血瘀是导致多种并发症产生的重要病理基础，以此理论可运用健脾益气、活血化瘀法治疗糖尿病并发症。

三、治疗特色

（一）补肾健脾煎剂治疗早期糖尿病肾病

1. 糖尿病肾病

糖尿病肾病是糖尿病的严重慢性并发症之一。当临床诊断为糖尿病肾病时，其肾脏病变已属于中、晚期，采用一般的治疗手段常不能使之逆转。目前，国内外对早期糖尿病肾脏病变的研究已取得了很大进展。实验研究发现，大鼠在糖尿病发生后第 4 天，其肾小球直径增大，肾体积增大，尿蛋白排泄率也开始增加，证实糖尿病早期可出现肾功能亢进。

陈晶教授从实验中观察到大鼠在糖尿病形成 4 周后，其肾脏结构、肾重及显微镜下超微结构的改变均符合 Cohen 等观察的结果。从而进一步证实了，糖尿病形成早期肾脏已发生改变这一结论。现代研究认为，在高血糖状态下，多元醇代谢通路活性增强，抑制了细胞膜的肌醇转运系统，致使细胞内肌醇储备耗竭，血管通透性增强，有毒物质渗入组织中，蛋白糖基化增加，干扰蛋白质的正常功能。上述改变导致了细胞、组织、器官的结构改变和功能失调。但高血糖本身并不能产生所有的影响。

2. 补肾健脾煎剂的组成

红参 15g，枸杞子 20g，五味子 20g，山茱萸 20g，黄芪 20g，甘草 10g，茯苓 20g，黄连 20g，葛根 20g，丹参 20g，赤芍 20g。

3. 补肾健脾煎剂的方义及临床意义

补肾健脾煎剂具有缓解糖尿病大鼠早期肾脏结构改变的作用，其作用机制可能是多方面的。传统中医理论对于糖尿病的认识是从整体观念出发的，脾肾两虚是贯穿于整个糖尿病病程的，并由此产生一系列病机变化，从而影响脏腑的功能。

肾为先天之本，脾为后天之本，补肾健脾煎剂的主方依据正是抓住脾肾两虚这一基本矛盾，同时兼顾由此而产生的病理改变。现代药理研究表明，人参不仅可以降血糖，而且可以降低胆固醇及甘油三酯，抑制血小板聚集，抗自由基，阻止、减轻肾小球基底膜增厚。黄芪除了具有降血糖作用，还可以增强机体抵抗力，消除尿蛋白，减少过氧化物的生成。苍术、甘草等对醛糖还原酶有明显的抑制作用。总之，补肾健脾煎剂可减轻糖尿病大鼠早期的肾脏结构改变，通过多种途径，调节组织

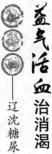

细胞的生理活动，维护其正常的结构，使之恢复正常的功能。

（二）益气养阴活血法治疗糖尿病血管病变

1. 药物组成

人参、黄芪、黄连、玄参、麦冬、葛根、丹参、赤芍等。

2. 药理作用

益气养阴活血法的中药煎剂具有明显的降血糖作用，还有降低全血比黏度、血浆比黏度、红细胞聚集指数的作用，同时具有降低血浆纤维蛋白原、缩短血小板电泳时间、降低血清甘油三酯及升高密度脂蛋白的作用。

3. 作用机制

血管病变是糖尿病最常见的并发症之一，涉及心、脑、肾、视网膜、周围血管等。益气养阴活血中药降糖方对糖尿病各种血管病变均有较好的治疗效果，尤其对动脉硬化、高血压的治疗效果明显。探讨其机制主要是抓住了糖尿病血管病变的病机核心——气阴两虚夹血瘀。现代药理研究表明，健脾益气活血药能够调节代谢，增强免疫功能，改善微循环障碍。方中主药红参含有麦芽醇，具有抗氧化作用，可与人体内自由基结合，因而可对抗自由基对人体的损害。活血化瘀中药可降低各种切率大的血液黏度，并可降低红细胞聚集，有抗血小板聚集、防止血栓形成的作用。实验结果表明，益气养阴活血中药治疗糖尿病血管病变的作用途径是降低血糖、纠正脂代谢紊乱、改善血液流变性异常。

（三）胰岛灵治疗脾虚内热兼血瘀型消渴

1. 胰岛灵处方的确定

胰岛灵煎剂组成：红参、黄精、甘草、赤芍等。

基于消渴的发生是以脾虚为主，进而出现气虚、阴虚、燥热、血瘀等复杂的病理过程，陈晶教授以健脾益气、养阴活血清热为组方依据，合理地组成胰岛灵处方。方中红参、黄芪均有降血糖作用；丹参可改善外周血液循环，提高常压条件下肌体的耐氧力，加快微循环血液流速，增加毛细血管网，并能抑制凝血、激活纤溶。整个处方即抓住消渴的病机关键——脾虚气弱，又兼顾了糖尿病病变过程中可能出现的阴虚、燥热、血瘀等病理变化，因而可收健脾益气、养阴清热活血之功。

2. 胰岛灵治疗糖尿病慢性血管并发症

糖尿病慢性并发症中慢性血管并发症居多，危害性也较大。糖尿病患者存在高脂质过氧化物（LPO）血症和相关抗氧化酶活性改变，且在伴有慢性血管并发症时此种改变更明显，提示糖尿病慢性血管病变与糖尿病时氧自由基活性增高有关。研究表明，LPO 的最终产物丙二醛（MDA）可使血浆低密度脂蛋白（LDL）发生化学修饰，形成 MDA-LDL。MDA-LDL 可通过血管内皮细胞表面 MDA-LDL 受体进入细胞，使细胞内胆固醇堆积形成泡沫细胞；LPO 可损伤血管内皮并通过改变血小板膜流动性，促进血小板在同时受损的动脉内皮和内膜表面聚集。LPO 还可使血栓素 A_2（TXA_2 是强的促血小板聚集和动脉痉挛原）的相对含量增高。LPO 促发的上述病理改变都能促使动脉粥样硬化的发生发展。此外，LPO 抑制抗凝血酶活性，促发高凝状态，毛细血管基底膜磷脂脂质过氧化导致血管通透性增加，血浆蛋白易于通过内皮而沉积于毛细血管基底膜，使基底膜增厚，这被认为与糖尿病微血管病变密切相关。

实验结果表明，四氧嘧啶（alloxan）可致糖尿病大鼠代谢紊乱和血清胰岛素的绝对减少，而且还伴有较严重的活性氧自由基代谢紊乱。胰岛灵不仅能降低血糖，恢复胰岛 B 细胞功能，促进胰岛素分泌，而且还能降低 LPO，恢复超氧化物（SOD）活力，从而直接对抗病鼠体内脂质过氧化损伤。

3. 胰岛灵药效机制探讨及临床意义

糖尿病是由于胰岛素绝对或相对不足引起的一种代谢紊乱性疾病。在临床上很多 NIDDM 患者的胰岛素分泌正常或较正常人高，但仍然表现为高血糖状态，对此我们称之为胰岛素相对不足，更确切地说是胰岛素效应不足。它包括周围靶细胞对胰岛素的敏感性和反应性降低。近年来研究认为，胰岛素受体缺陷是胰岛素（INS）敏感性降低的主要原因；胰岛素受体后障碍是 INS 反应性降低的主要原因。

INS 的代谢过程是在靶细胞内完成的。INS 要发挥作用，必须首先与细胞膜或细胞内的 IR 结合，然后经过一系列代谢过程发挥作用。

INS 的生理效应方程为：$E=f(K[H][R])$

E 是效应值，K 是受体亲和常数，[H] 是激素浓度，[R] 是受体浓度。后三者中任何一个发生变化都可以影响效应值。从方程中我们可以看出，如果 [H] 一定，那么影响 E 的只有 K 和 [R]。从实验结果来看，K 的变化受 [H] 和 [R] 的调节。因此，主要矛盾在 [R]。近年来，国内外的研究一致认为，NIDDM 的受体敏感性和受体数目明显低于正常人。在 NIDDM 中空腹血糖（FPG）增高刺激 INS 分泌增加，降低了 IR 浓度，使组织对 INS 的敏感性下降。其结果是 FPG 进一步增高刺激 INS 分泌，形成了疾病发展的恶性循环。由此看来，解决受体这一环节是很有临床意义的。研究初步证实了，胰岛灵能够提高受体数目，降低LPO浓度，从而达到降糖目的，弥补了糖尿病治疗药物的不足。

临床观察到随着年龄的增长，LPO增加，而NIDDM发病也大都随年龄增加而发病。LPO增高是人体衰老的体现。脾为后天之本，随年龄的增加会出现脾虚气弱，表现为气虚、阴虚之证。糖尿病患者LPO增高，经实验也证实alloxan大鼠LPO增高，而服用胰岛灵可使LPO下降。胰岛灵不仅能降低血糖，恢复胰岛B细胞功能，促进胰岛素分泌，而且还能降低LPO，恢复SOD活力，从而直接对抗病鼠体内脂质过氧化损伤。可以认为，糖尿病发病的根本在脾虚是有临床和实验依据的，采用健脾益气、养阴清热活血法治疗糖尿病有着重要的临床意义。

陈晶教授自制的中药煎剂胰岛灵经过多年的临床和实验研究表明，该方不仅能促进胰岛B细胞分泌胰岛素，提高胰岛素受体的敏感性和受体数目，而且具有降低血脂、改善高血凝状态，从而防治糖尿病慢性血管并发症等多方位效应。综上，针对本复方防治消渴慢性血管并发症的机制已有了进一步且更为全面的认识，同时也为将来筛选既能降糖又有抗氧化作用的、高效的防治消渴及其慢性并发症的方剂或中药提供了一个较好的判定标准。

● **验案举隅** ●

安某，女，32岁。2008年11月1日来诊。

患者患2型糖尿病半年，平素口服瑞格列奈片、盐酸二甲双胍片控制血糖，空腹血糖7mmol/L，餐后2小时血糖10mmol/L。2个月前在外院查胸部X线片、甲状腺功能均正常。

刻下症见：形体消瘦，自汗，自觉发热，咳嗽，失眠，二便正常，舌质红，苔白，脉沉细无力。

中医诊断：消渴（气阴两虚）。

西医诊断：2型糖尿病。

处方：太子参15g，黄芪50g，白术15g，茯苓15g，甘草10g，生地黄20g，山药15g，山萸肉15g，女贞子15g，墨旱莲15g，知母20g，黄柏20g。7剂，水煎服。

二诊（2008年11月18日）：自汗、发热症状均明显缓解，睡眠时间延长，自测空腹血糖6mmol/L，舌质红，苔白，脉沉细。

按语：此患者属青年新发糖尿病，血糖控制应严格。四诊合参，该患者证属气阴两虚之消渴，气虚卫表不固，营卫不和故自汗、自觉发热，阴虚无以制阳，故失眠、形体消瘦，舌、脉均为气阴两虚之象。治疗上以益气养阴为原则。方中太子参、黄芪、白术、山药健脾益气，生地黄、山萸肉、女贞子、墨旱莲养阴，知母、黄柏养阴清热。诸药共奏益气养阴之功。

第二节　内科杂病

一、眩晕（脑供血不足）

脑供血不足属于中医学"眩晕"范畴。眩晕最早见于《素问·至真要大论》："诸风掉眩，皆属于肝。"眩晕是由于清窍失养或邪扰清空而引起的病证。眩，目无常主也，视不明；晕，指头晕感觉自身或外界景物旋转，站立不稳。两者常同时并见，故称为眩晕。眩晕的发生，多与饮食不节、劳倦过度、情志失调等因素有关。临床表现轻重不一，轻者闭目即止；重者如坐舟车，旋转不定，不能站立，或伴有恶心、呕吐、耳鸣耳聋、汗出等症状；严重者可突然扑倒。眩晕作为临床常见症状之一，可见于多种疾病。

（一）病因病机

古代医家对眩晕病因病机的描述颇为详细。在脏腑归属方面，认为此病主要责之于肝脾之脏，如《素问·五脏生成》曰："头痛癫疾，下虚上实，过在足少阴是也。"《素问·至真要大论》云:"诸风掉眩,皆属于肝。"在病性归属方面,认为气虚清阳不展可致眩晕发生,如《灵枢·口问》说:"上气不足,脑为之不满,耳为之苦鸣,头为之苦倾,目为之眩。"《灵枢·卫气》记载:"上虚则眩。"同时,又认为外邪入侵亦可导致眩晕,如《灵枢·大惑论》云:"邪中于项,因逢其身之虚,其入深,则随眼系以入于脑,入于脑则脑转,脑转则目系急,目系急则目眩以转矣。"张仲景认为痰饮是眩晕发病的基本原因之一,为后世"无痰不作眩"的观点提供了理论依据。但仲景对眩晕成因的认识并不局限于"痰饮致眩"之说,他认为眩晕之病因病机亦可为邪袭太阳,阳气郁而不得伸展;或邪郁少阳,上干空窍;或肠中有燥屎,浊气攻冲于上;或胃阳虚,清阳不升;或阴液已竭,阳亡于上等。隋·巢元方在《诸病源候论》中提出了"风头眩者,由血气虚,风邪入脑"的病源学说,认为肝肾阴虚,气血不足,内外之风邪上犯于脑窍是眩晕发生的基本病机。严用和认为眩晕之发病只以内外二因区分即可,其于《重订严氏济生方·眩晕》中说:"六淫外感,七情内伤,皆能致眩。"外感六淫邪气或七情太过不及,伤及肝脏,肝风上扰,是眩晕发病的基本病机。孙思邈在《备急千金要方》中首次提出了"风、热、痰"三因致眩的观点,如其言:"痰热相感而动风,风心相乱则瞀,故谓之风眩。"陈言、严用和在充分重视外因致眩的同时，所提出的"七情内伤"致眩说，既补充了前人之未备，又符合临床实际。

两宋医家更强调"因虚致眩"理论，如《圣济总录》以风、虚、痰为病论治眩晕，指出由于素本体虚而风邪入中，干忤经络，使五脏六腑之精气不能上养诸窍，可致眩晕发生。同时，还认为气虚不充、痰水、风痰结聚也是眩晕发病的主要原因之一。李东垣虽然亦从虚痰论治本病，但认为脾胃气虚，运化失司，痰湿内生，浊痰上犯清阳之位，即见眩晕，充分显示其重视脾胃的学术思想。张景岳对眩晕的认识非常全面，其在《景岳全书》中写道："无虚不作眩。"其言："眩运一证，虚者居其八九，而兼火、兼痰者不过十中一二耳。"陈修园把眩晕的病因病机概括为风、火、痰、虚 4 个字，可谓言简意赅，更强调"无风不作眩"的观点。

陈晶教授总结吸取前人经验，结合多年临床实践，认为气血亏虚，清阳不升为眩晕的主要原因。平人脾气健旺，脾主升清，脾土左旋，肝木条达，清阳左升而神旺，则眩晕不作。脾胃虚弱，不能健运水谷以化生气血；或久病不愈，耗伤气血；或失血之后，失而不复，以致气血亏虚，气虚则清阳不展，血虚则脑失所养，皆能发为眩晕。本病标本俱虚者多，谓之虚眩，症见头昏眼花、视物动荡、精神不振等，多系脑供血不足或血压偏低所致。

（二）辨证施治

　　针对眩晕的治疗，《内经》为其奠定了理论基础，后世医家不断有所补充与发挥。刘完素善治风热上攻之头目昏眩。张子和认为头风眩晕为胸中宿痰所致，主张"上实者，皆可吐之"。李东垣认为"五脏不和则九窍不通"，特别是脾胃虚弱则阴阳气血生化不足，导致昏眩，认为风虚内作的眩晕"非天麻不能除"，方用黄芪人参汤、半夏白术天麻汤等。张景岳创制左归丸、右归丸等以补肾填精，治髓海不足，脑失所养所致的眩晕。徐春甫《古今医统》对本病的诊治强调眩晕宜审三虚："肥人眩运，气虚有痰；瘦人眩运，血虚有火；伤寒吐下后，乃是阳虚。"何梦瑶提出"气虚用补中益气汤，血虚用补肝养荣汤"等，指出时医一味温补之弊。严用和治眩重在调气。叶天士对眩晕的论治特色在于抓住中虚、下虚的病本，兼用清火、化痰、潜阳、息风之品。

　　近代医家对于眩晕的治疗，也有不少新的体会。邢子亨认为眩晕大体上分为虚证与实证。实证多因肝火，虚证多因肾虚。肾虚者，以补肾为主，兼清肝和胃；肝火上逆者，以清肝为主，兼补肾和胃；中焦不和、肝火上逆者，以和中为主，兼清肝火。

　　周筱斋认为眩晕的治疗总以补虚泻实、调整阴阳为要。中虚者，补益中焦气血；下虚者，必从肝治，补肾滋肝，育阴潜阳；痰多者，必理阳明，燥湿化痰；肝风肝火者，宜息风、潜阳、清火；久病多瘀，酌加活血化瘀之品。

叶熙春认为滋阴应避免腻滞，对于滋阴药物，应用中慎辨痰浊之轻重。如补气升清用黄风汤、补中益气汤加仙鹤草，滋阴养血取四物汤、二至丸。

陈晶教授认为补益气血、升举清阳为治疗眩晕之大法。气虚则清阳不振，清气不升；血虚则脑失所养，故头晕眼花；肝失所养，则虚风内动。治疗上采用益气聪明汤补益气血、升举清阳，取得很好疗效。

益气聪明汤首载于《东垣试效方·卷五》："治饮食不节，劳役形体，脾胃不足。得内障耳鸣，或多年目昏暗，视物不能，此药能令目广大，久服无内外障、耳鸣耳聋之患，又令精神过倍，元气自益，身轻体健，耳目聪明。黄芪、甘草各半两，人参半两，升麻、葛根各三钱，蔓荆子一钱半，芍药一钱，黄柏一钱（酒制，锉，炒黄）。上㕮咀，每服秤三钱，水二盏，煎至一盏，去滓，温服，临卧，近五更再煎服之。"《医方集解》谓："五脏皆禀气于脾胃，以达于九窍；烦劳伤中，使冲和之气不能上升，故目昏而耳聋也。此足太阴、阳明、少阴、厥阴药也。十二经清阳之气，皆上于头面而走空窍，因饮食劳役，脾胃受伤，心火太盛，则百脉沸腾，邪害空窍矣。参、芪甘温以补脾胃；甘草甘缓以和脾胃；干葛、升麻、蔓荆轻扬升发，能入阳明，鼓舞胃气，上行头目，中气既足，清阳上升，则九窍通利，耳聪而目明矣；白芍敛阴和血；黄柏补肾生水。盖目为肝窍，耳为肾窍，故又用二者平肝滋肾也。"本方古代主要用于治疗头昏、耳鸣耳聋，或饮食不节、劳役形体所致的脾胃不足等，同时作为保健方久服可以身轻体健、聪耳明目。在现代，益气聪明汤更是广泛运用于内科的各种疾病治疗中。益气聪明汤临床治疗阿尔茨海默病、偏头痛、血管性痴呆、脑动脉硬化症、多发性硬化症、脑外伤综合征、排尿性晕厥等神经内科疾病均有良好疗效。同时，若因劳倦内伤，使清气不升、肠中湿热蕴伏，而见神疲乏力、腹痛坠胀、大便泄泻者，用益气聪明汤化裁，以补气升提、清肠化湿，大多应手。此外，本方还可用于脾胃虚弱，劳倦内伤，耗损中气，气机升降不利所致的上腹胀痛等。

  益气聪明汤本为治疗中气不足，清阳不升而见目生翳障、视物不清及耳鸣、耳聋的验方。陈晶教授根据经方治疗特点，将其化裁用于治疗眩晕，取得了显著疗效。方中黄芪、人参、炙甘草补中益气，根据中医气血理论，气为血之帅，气行则血行，通过补气可增强心脏收缩力、降低血黏度、改善脑部血液循环；黄芪还能增强细胞新陈代谢、改善细胞对缺氧的耐受；葛根、蔓荆子清利头目，有改善脑部微循环的作用。

● **验案举隅** ●

张某，女，55岁。因"头昏1月余"于2015年8月25日来诊。

患者1个月前无明显诱因出现头昏，在外院查头部CT平扫及前庭功能正常，颈椎双斜位片未见明显异常，脑彩超示脑动脉硬化。口服中药治疗未见好转，遂来我院就诊。

刻下症见：头晕上午明显、下午减轻，怕热，饮食及二便可。

查体：舌质淡红，苔白，脉沉细无力。

中医诊断：眩晕（气血不足）。

处方：益气聪明汤加三七6g，红花15g，知母15g，太子参15g，酒黄芩15g。5剂，水煎服。

按语：患者中老年女性，各项辅助检查已除外器质性病变。该患者上午头晕加重，乃因上午人体阳气随天之气上升，故可认为此人中气不足，清阳不升，且舌脉征象均支持脾胃亏虚。益气聪明汤方中人参、黄芪、甘草甘温补脾胃，兼以除热；葛根、升麻、蔓荆子轻扬升发，能入阳明，鼓舞胃气，上行头目；白芍敛阴和血；黄柏补肾生水；三七、红花活血通络；知母、黄芩加强清热之力。诸药合用，使中气足、清阳升、九窍通利，则眩晕即止。

二、尿浊（肾小球肾炎蛋白尿）

尿浊是以小便浑浊不清，白如泔浆，尿时无涩痛不利感为主症的疾患。

本病多由饮食肥甘，脾失健运，酿湿生热；或病后湿热余邪未清，蕴结下焦，清浊不分而成尿浊。根据小便浑浊的颜色可分为两类：色白者，为白浊；色赤者，为赤浊，也可将二者合称为赤白浊。病延日久，脾肾两伤，脾虚中气下陷，肾虚固摄无权，则精微脂液下流。如再多食肥厚，或劳欲过度，又可使尿浊加重，或导致复发。

（一）病因病机

纵览古籍，尿浊多由本虚标实所致。正虚无力摄精，邪实内扰脏腑，病由此生。正虚多指肺系虚损，宣肃不利，不能布精；或肾失封藏，精关不固，精微下泄；或脾虚不运，不能升清降浊，反致精气下泄。邪实则多由外风、湿热、瘀血，导致肾络瘀阻，精气外溢，下遗尿中。

正虚之本，肺、脾、肾为主。肺朝百脉，主治节，宣发肃降而司一身之气。《灵枢·决气》云："上焦升发，宣五谷味，熏肤，充身，泽毛，若雾露之溉，是谓气。"

肺气通调，则水液布达周身；反之肺失宣肃，无以畅通三焦，则精气难以布散，悖于常道而行，下泄则为尿浊。临证可见恶风"寒"发热、咳嗽、眼睑浮肿或一身悉肿、小便不利、苔薄白、脉浮紧或浮数等肺卫不固，"风水"泛滥之证。脾主运化水谷，化生气血精微，为后天之本。脾土位于中焦，升清降浊。《灵枢·口问》云："中气不足，溲便为之变。"脾气或脾阳虚弱，则脾失统摄血液精微之功效，而血中之精微物质也无以裹摄于体内，易下泄于尿，清浊相混，出现尿浊。《医经精义》云："脾土能制肾水，所以封藏肾气也。"说明脾具有帮助肾封藏的作用。临证可见浮肿、面色萎黄、乏力倦怠、脘痞纳呆、便溏、苔腻、脉沉或缓等脾虚湿聚之象。《素问·上古天真论》云："肾藏真阴而寓元阳""受五脏六腑之精而藏之"。肾承诸脏之精而藏于内。肾气充盛，精关固涩，精微必能内守；肾气虚损，无力固摄精气，精随尿出则病。因此，尿浊的产生与肾的关系最直接也最密切，肾气充盈固守则尿蛋白不现。而肾之封藏又有赖于肾之阴阳平衡，肾阳气不足，固涩无力；肾阴亏损，虚火内生，扰动精气，亦致精微乱行，下遗为尿蛋白。肾阴虚者可见腰膝酸软、心烦少寐、溲黄量少、舌红少津、脉细偏数；肾阳虚者可见腰膝冷、形寒肢凉、反复肢肿、溲多清长、舌淡胖苔白、脉沉细；肾气不固者多无明显寒热征象，可见腰膝无力、尿后余沥、乏力嗜睡；气阴两虚者，可见倦怠乏力、纳差、眩晕。

邪实主要有风邪、湿热、血瘀三大因素。风性清扬开泄，易袭阳位，首犯肺卫。肺系受累，不能输布脾胃之精微，又不能助肾主水，纳其蒸腾之清，则精气不行，水液停聚，痰瘀之邪则由此酿生，侵袭肾络，肾气受扰，失其藏精，随尿而出则为尿浊。同时，风邪可循经下行，直中于肾，伤其"开泄"之性，直接导致肾气不固，精微下泄。临证可见恶风头痛、肢体酸楚，或伴咽痒咳嗽；感风热者，则有发热较重、痰黄溲赤、口渴欲饮、舌红苔薄黄、脉浮数；感风寒者，则有恶寒较重、苔白、脉浮紧等；气虚者，则有反复感冒、恶风多汗、舌偏淡、脉浮缓。诸因均可致尿浊迁延不愈。

朱丹溪云："六气之中，湿热为病，十居八九。"湿热之邪既可困阻中焦，使脾不升清而清浊俱下，又可扰乱下焦，致封藏失职，精微下泄而致尿浊。叶传蕙认为：尿浊的形成多以邪实为主，即使本虚也是因实致虚，而在邪实中以湿热最为多见，湿热不除，则蛋白难消。精辟地概括了湿热在尿浊中的重要作用。湿热留恋是尿浊反复发作、迁延不愈的重要因素。

王清任指出"百病皆有瘀"，肾病尿浊也与"瘀血"密切相关，病机也属"本虚标实"。本虚多为脾、肺、肾之气血不足。气为血之帅，虚则无力行血，阻滞成瘀，正如周学海所云："气虚不足以推血，则血必有瘀。"《血证论》云："瘀血者，未尝不病水；病水者，未尝不病血。"水湿内扰，阻滞气机，气机不畅则血行不畅，瘀血乃生；湿热内扰，熏蒸则稠，黏滞则瘀。肾络瘀阻，血不行常道，精气外溢尿中，可见不同程度的血尿及尿浊，为精微下泄的表现；加之肾络瘀痹，日久难消，故尿浊等表现常反复难愈。临证可见面晦唇紫、肌肤甲错、舌暗红或有瘀斑瘀点等典型瘀血征象，或仅有反复难消的血尿、尿浊等，表现轻重不一，不尽相同，需作深虑。

陈晶教授长于从肾元亏虚着手，治疗尿浊迁延日久、反复发作者，颇有成效。《素问·上古天真论》曰："肾者主水，受五脏六腑之精而藏之。"《素问·六节藏象论》曰："肾者，主蛰，封藏之本，精之处也。"此"精"包括先天肾封藏之精，以及后天脾化生水谷之精。《素问·经脉别论》曰："饮入于胃，游溢精气，上输于脾，脾气散精，上归于肺，通调水道，下输膀胱，水精四布，五经并行。"说明脾肾二脏在物质代谢过程中的重要作用。肾为先天之本，脾为后天之本，两者相互为用，先天之本充，后天之本固，则体健无病。脾主升清，肾主闭藏，若脾肾亏虚，脾失健运，肾失封藏，则精微物质外泄出现尿浊。故陈晶教授认为尿浊的产生责之于脾肾亏虚，固摄失职。

（二）辨证施治

陈晶教授主张以补肾健脾之法治疗尿浊。脾虚失运，水谷精微生化乏源，导致气血双亏；肾虚失固，约束无权，则精微物质随尿液下注。故补益先天、后天之本为治疗第一要义。偏肾阳虚者，宜温肾固涩，以金匮肾气丸为基础方进行加减；偏肾阴虚者，宜滋阴益肾，以六味地黄丸化裁治疗。同时，配合健脾收涩药如黄芪、乌梅等，奏效颇多。

金匮肾气丸首载于《金匮要略》，原书中金匮肾气丸主治虚劳、痰饮、消渴、妇人转胞和脚气5种病证。从原文可知，此5种病证症状各异，分别为"短气有微饮""虚劳腰痛，少腹拘急，小便不利""妇人转胞不得溺，烦热不得卧而饮食如故""男子消渴，小便反多，以饮一斗，小便一斗""脚气上入，少腹不仁"。方中干地黄为君，滋补肾阴，益精填髓。臣以山茱萸，补肝肾，涩精气；薯蓣健脾气，固肾精。二药与地黄相配，补肾填精之功益甚。臣以附子、桂枝，温肾助阳，鼓舞肾气。佐以茯苓健脾益肾；泽泻、丹皮降相火而制虚阳浮动。诸药相合，阴中求阳，微微生火，鼓舞肾气。目前，金匮肾气丸被广泛运用于肾小球肾炎、高血压肾病、糖尿病肾病的治疗中。

六味地黄丸首载于《小儿药证直诀》："熟地黄（八

钱），山萸肉、干山药（各四钱），泽泻、丹皮、白茯苓（去皮各三钱）。上为末，炼蜜丸，如梧子大，空心，温水化下三丸。""此今之所谓六味丸也，方从仲景八味肾气来，仲阳意中，谓小儿阳气甚盛，因去桂附而创设此丸，以为幼科补肾专药。自薛立斋滥用成方，而景岳养葵之流，推波助澜，世人遂以此为滋阴补肾必需之品。"该方的主要功效是滋阴补肾，主治一切慢性疾病过程中出现的肾阴亏损，或肝肾不足，或兼见阴虚火旺之证，表现为腰膝酸软、小便淋漓、牙齿松动、头晕目眩、耳鸣耳聋、健忘多梦、盗汗遗精、手足心热、病后低热、消渴引饮、骨蒸潮热、舌燥咽痛，以及小儿囟开不合、舌红少苔、脉沉细数等一系列症状。在宋·刘昉所撰的《幼幼新书》中，六味地黄丸可以治疗鹤节、慢惊风以及虚寒等多种儿科疾病。至元代，六味地黄丸的临床应用已经超越了儿科的范围。在朱震亨的门人及其私淑者所辑《丹溪心法》一书中，六味地黄丸可用于治疗咳嗽、小便不禁、虚损、淋证以及消渴等多种内科疾病。在杜思敬《济生拔萃方》一书中，已经提到肾虚，久病之后身体羸弱不堪、虚烦盗汗、骨蒸发热、肢体痿软，诸般虚证，可以使用六味地黄丸。至明代，六味地黄丸（汤）的临床应用范围又较以前有了进一步的拓展。虞抟《医学正传·虚损》中有关于六味地黄丸主治功效的记载："治肾经虚损，久新憔悴，盗汗发热，五脏齐损，瘦弱虚烦，骨蒸痿弱，下血咯血等证。"迨至清代，使用六味地黄丸（汤）的医家越来越多，其主治范围也越来越广。如高秉钧所著《疡科心得集·方汇》中记载六味地黄汤可以治疗"肝肾不足，真阴亏损，舌燥喉痛，虚火牙痛，牙漏，牙宣等证"。程钟龄《医学心悟》一书中，使用六味地黄丸（汤）治疗的疾病达十余种，包括类中风、虚劳、头痛、痰饮、三消、小便不禁、咽喉疾病、耳病、腰痛、产后喘促以及发背等。顾松园《顾氏医镜》中，六味地黄丸（汤）用于治疗中风、噎膈、虚劳、健忘、怔忡、惊悸、头痛、眩晕、腰痛、尿浊、产后以及遗精等十余种不同的疾病，应用范围十分广泛。六味地黄丸方中熟地黄为君，填精益髓，滋阴补肾；臣以山茱萸，补养肝肾，并能涩精；山药双补脾肾，既养脾阴，又固肾精；佐以利湿降火之品；泽泻利湿泄浊；丹皮清泻相火；茯苓健脾渗湿。本方肝、脾、肾三阴并治，尤以补肾阴为重。

此外，陈晶教授治疗尿浊主张配合健脾收涩药，如乌梅、黄芪。乌梅始载于《神农本草经》，列为中品。乌梅性平，味酸涩，归肝、脾、肺、大肠经，具有敛肺、涩肠、生津、安蛔、止痢的功效。黄芪性微温，味甘，归肺、脾经，具有补气升阳、固表止汗、利水消肿、生津养血的功效。二药均入肺、脾二经，补益肺脾，与地黄丸相配合，同时补益肺、脾、肾，肺气通调，则水液布达周身；健脾土制肾水，可助肾封藏，则精微物质贮藏不外泄，对于尿浊的治疗有良好作用。

● 验案举隅 ●

王某，男，46 岁。2007 年 1 月 12 日来诊。

患者患糖尿病肾病 3 个月，应用门冬胰岛素早 18U、晚 16U，餐前皮下注射，降糖治疗，血糖控制不佳。3 个月前，在外院检查肾功能后明确诊断为"糖尿病肾病Ⅳ期"。

刻下症见：尿有泡沫，乏力，双下肢浮肿，时有汗出，睡眠欠佳，大便正常。

查体：舌质红，苔白，脉沉。

中医诊断：消渴；尿浊（脾肾亏虚）。

西医诊断：2 型糖尿病，糖尿病肾病Ⅳ期。

处方：黄芪 50g，益母草 30g，乌梅 15g，菟丝子 15g，水蛭 3g，地龙 15g，肉桂 5g，黑顺片 15g，生地黄 10g，山萸肉 30g，山药 15g，茯苓 30g，大腹皮 30g，薏苡仁 30g，冬瓜皮 30g，牵牛子 10g。7 剂，水煎服。

二诊（2007 年 1 月 20 日）：患者自述双下肢浮肿明显减轻，乏力有所改善。舌质红，苔薄白，脉沉细。

按语：该患者为中年男性，脾肾亏虚，脾主运，肾主水，脾肾两虚则水液运化失常，导致浮肿、尿少等症状。因此其治疗以金匮肾气丸为基础方，加用黄芪、乌梅等健脾收涩，地龙通络，牵牛子行水。

三、中风（急性脑梗死）

中风因中土阳衰，不能行气于四肢，四肢失秉，七情所伤，外感风邪所致。劳倦内伤，致使中虚阳衰，脾湿不运，气血虚弱，不能达于四肢经络。一旦因七情内伤，八风感袭，而导致口眼㖞斜、手足不用、半身不遂，甚则猝然昏仆、不省人事，或舌强语謇者，为病中风。中风有在经、在络、在脏、在腑之分。浅在经络者，卫气梗阻，肌肤痹着，症见肌肤麻木不仁；经脉痹阻，气血凝滞，症见肢体重滞，口眼㖞斜、手足不用。深入脏腑者，因胃气上逆，浊气熏蒸，化生痰涎，迷塞心窍，气血上壅，扰及神明，症见突然昏仆、痰声辘辘、不省人事。此病多发于中年以上，好发于冬春季节，多因气血逆乱、脑脉痹阻或血溢于脑所致，是临床上一种常见的危重病。

（一）对中风的认识

中医学对中风的认识较早，早在《内经》中就有论述。《内经》曰："风为百病之始也""虚邪偏客于身半，发为偏枯"又曰："风中五脏六腑之俞，亦为脏腑之风，各入其门户所中，则为偏风。"至汉·张仲景《金匮要略》也认为中风的病因是"络脉空虚",为风邪所中,并依邪中之浅深将中风分为四型,即中络、中经、中腑、中脏。至唐《备急千金要方》引岐伯话曰:"中风大法有四,一曰偏枯,二曰风痱,三曰风懿,四曰风痹……宜速予以续命汤。"从以上所述,不难看出,唐以前皆以"正虚邪中"立论,即所谓的外风致病。

金元以后,中风的病因学说有了进一步的发展,各家提出了新的看法。刘河间曰:"中风非外来之风,亦非肝木之风,良由将息失宜,心火暴甚,肾水虚衰,不能制之,阴虚阳实而热气怫郁,心神昏冒,筋骨不用。"李东垣曰:"中风非外来风邪,乃本气自病也。凡人年逾四旬气衰之际,或因喜、怒、思、悲、恐伤其气者,多有之。少壮之时无有也。若肥盛者亦间有之,亦是形盛气衰故如此耳。"朱丹溪曰:"有气虚血虚,痰饮西北两方,风情坚劲真为风所中者有之。东南多湿,皆是湿生痰,痰生热,热生风也。"至明·张景岳曰:"此症多见卒倒昏聩,本皆内伤积损而然,原非外感所致,所言风病者,其误甚矣。余易去中风二字,以非风命名之。"又曰:"气血弱人,受六淫或七情所惑,以损元气致气血衰败而发。"综上所述,河间主火;东恒主气;丹溪主痰与风;景岳则谓之积损为颓,七情六淫耗伤而发,提出"非风论。"可见,金元之后医家对中风发病的认识已经飞跃到了一个新的阶段,提出了"内风"学说,补充了前人认识之不足，至今对指导临床实践仍有重要意义。

陈晶教授汲取其师梁老的经验，并结合自身临床实践，认为各家学说均从不同侧面反映了疾病的本质，不可偏废。依先人立论，辨证施治，用之得当，皆可取得一定疗效；并认为中风一证本由于虚，而风、火、痰、气等乃是诱因。凡属中风，必先有气血不充、脏腑内亏的宿疾（即前人所谓"内伤正气自病"和"气血颓败者"），复感六淫、七情、痰火等而引发。由于人的体质有强弱，脏腑有虚实，感受邪气有轻重，发病诱因有不同，所以中风的临床表现也颇为复杂，分为中络、中经、中腑、中脏等型，并有闭证、脱证之分。

（二）辨证施治

中风病因病机复杂多变，其发展经历了由外因（风）论向内因论的发展过程。中风的证治也经历了由祛风到清热、化痰、祛瘀、滋阴、养血、息风的发展历程。金元以前，治疗以扶正祛邪为原则。常用续命汤、三黄汤等祛风方剂以祛风散邪。常用药物如麻黄、防风、细辛、桂枝等解表疏风药，同时配伍人参、黄芪、白术等补益药以扶助正气。

金元以后，认识到火热、气虚、血虚、血瘀、痰湿、内风等内在因素为致病之因。刘完素强调对于中风，当分脾土之虚实而治。中风初起，大便多秘涩，四肢瘫软，此为实，宜以三化汤、调胃承气汤之类通其滞，但下之不可太过。在外无留结，内无不通，别无他变，仅余舌强失音的情况下，则病在经，属虚，宜以大药养之。四肢不用乃因脾虚不能为胃行其津液，四肢不能禀水谷，可用十全散、加减四物汤，祛邪留正。

朱丹溪认为，"中风大率主血虚有痰，治痰为先"，喜用竹沥、姜汁，祛痰的同时兼用补法，认为姜汁不可少；气虚猝倒与遗尿属气虚者，用人参、黄芪补之；气虚有痰者，浓煎参汤，加竹沥、姜汁；血虚者，用四物汤主之，因恐泥痰，各药均用姜汁炒，若有痰者，再加竹沥、姜汁。

张景岳重视培补元气，提出"培补真阴，以救其本"，并有回阳固脱、养血活血、温补宣通等具体治法。叶天士用滋补、育阴、涵濡之法以扶持阴分之不足，倡甘味养阴之品，以制阳亢、息内风，主张"缓肝之急以熄风，滋肾之液以驱热"，以滋补肝肾之阴为第一要义，填真阴之本以潜浮越之阳。

王清任认为中风半身不遂、偏身麻木是由"气虚血瘀"而成，并创补阳还五汤治半身不遂、口眼㖞斜、语言謇涩、口角流涎、大便干燥、小便频数、遗尿不禁等症。

陈晶教授认为在治疗上，应以补虚为本，尤其是补气，兼风者疏风，兼火者清火，痰盛者化痰，血瘀者活血通络。下面依中络、中经、中腑、中脏分述其治疗。

中络：临床表现为口眼㖞斜。多由中气素弱，或恼怒肝气上泛，或感受风邪，郁阻络脉，真气不周，气血流行不畅而致。以补正气为主，佐以行气舒筋，辅以疏风散邪。

中经：临床表现为半身不遂、筋骨不用，或口眼㖞斜、语言不利。此证包含了现代医学之脑血栓形成。多由正气不足，营卫不固，络脉空虚，复为风邪袭伤；或痰火、内伤七情，邪气乘虚入阻经络，致使气血循行不畅，真气不周，筋失所养，发为偏枯不用。以补正气为主，佐以除湿、清热、消痰，辅以宣通气血、调荣理卫、通经活络，使正气足、湿痰祛、经络通，其病自消也。

中腑：临床表现为昏不识人、便溺阻隔、神昏烦乱、狂躁不宁、舌强不语、半身不遂、口眼㖞斜、大便不通等。以补养真气为主，佐以清痰降火、开窍、安神、通下等法。

中脏：临床表现为昏不识人、唇缓涎出、五脱证见。此症由气血衰惫，五脏滋养缺损，痰火内发者居多，而虚寒者无治法。此证发病急，病情重，大有真气内脱之势，中西结合抢救治疗或可挽救生命于危殆，否则，耽误时机就会导致患者猝死。中医治疗以补气固脱为主，清火豁痰为辅。

人体在阴阳失调的情况下，因恣食厚味，脾虚痰湿内生，化火动风，风阳夹痰上蒙清窍而发为中风的患者尤为多见。因此，临证时陈晶教授格外强调"治痰为先"，以涤痰汤加减治疗中风。涤痰汤具有涤痰开窍之功效，应用其治疗中风既可以开窍醒神治其标，又可以补气渗湿化痰，使湿无所聚，痰无所生，以固其本。痰多者，加瓜蒌仁；心热者，加黄连；便燥者，加川大黄。本方治中风初起，症见精神昏聩、狂躁不宁、舌强不语者，无论中经、中腑中脏均可用之。涤痰汤源自《奇效良方》："南星（姜制），半夏（汤洗七次，各二钱半），枳实（麸炒，二钱），茯苓（去皮，二钱），橘。上作一服，水二盏，生姜五片，煎至一盏，食后服。"涤痰汤用治中风痰迷心窍，舌强不能言。方中制半夏、陈皮、茯苓、竹茹化痰燥湿；制南星、石菖蒲豁痰开窍；枳实降气和中消痰；党参、茯苓、甘草、生姜健脾益气，杜绝生痰之源。诸药合用，共奏燥湿、化痰、醒神、开窍之功。

● **验案举隅** ●

张某，男，60岁。因"右侧肢体活动不利2天"于2011年12月10日来诊。

患者13年前明确诊断为"2型糖尿病"，本次就诊前一直应用诺和灵30R早22U、晚18U，餐前半小时皮下注射，血糖控制不佳。2天前无明显诱因出现右侧肢体活动不利、口齿不清，伴头晕，无头痛，无意识障碍，无吞咽困难等。头部 CT 平扫：左侧半卵圆区小斑片状低密度影。

刻下症见：右侧肢体活动不利，口齿欠清，大便秘结，睡眠欠佳。

查体：舌暗红，苔黄腻，脉濡数。

中医诊断：消渴；中风（肝风夹痰）。

西医诊断：急性脑梗死。

处方：全蝎 4.5g，僵蚕 9g，蝉蜕 15g，地龙 9g，天麻 15g，钩藤 15g，三七粉 3g，石菖蒲 15g，远志 10g，郁金 10g，牛膝 15g，桑寄生 30g，黄连 5g，天花粉 30g，知母 20g，鬼箭羽 30g。7 剂，水煎服。

按语：本案患者病消渴已有十余年，久病入络，内风兼夹痰浊，上扰清窍，发为中风，故见语言謇涩、肢体活动不利。治疗以平肝豁痰开窍之涤痰汤为基础方，使风息络通、痰化瘀行。

四、面瘫（面神经炎）

面神经炎，中医称为“面瘫”“口僻”，是因正气不足，风邪入于脉络，气血痹阻所致，以口眼㖞斜、口角流涎、耳后疼痛等为主要临床表现的一类疾病。不同年龄，无论男女均可罹患，且无明显季节性。本病多由恼怒之后或体虚受风，使真气不周，脉络痹阻，气血流行不畅所致。医者多以牵正散或针灸治之，然陈晶教授汲取其师梁国卿教授之经验，以顺风匀气散加减治疗本病，奏效颇多，为面瘫的治疗开辟了新的思路。

（一）正虚邪犯、气滞血瘀为本病的基本病机

隋《诸病源候论》中提出："风邪入于足阳明、手太阳之经，遇寒则筋急引颊，故使口祸僻，言语不正，而目不能平视。"宋《圣济总录》写道："论曰足阳明脉循颊车，手太阳脉循颈，上颊。二经俱受风寒气，筋急引颊，令人口祸僻，言语不正，目不能平视。"清·喻嘉言《医门法律》曰："口眼祸斜，面部之气不顺也。"清·林珮琴《类证治裁》曰："口眼祸斜，血液衰涸，不能荣润筋脉。"因此，面瘫主要是由于面部三阳经经络空虚，虚邪贼风乘而袭之，阻滞局部经气，致使气血运行不畅，面部经脉失养，弛缓不收而为病。疾病不愈，迁延日久，津液不行，则壅遏为痰；血行不畅，则滞而成瘀，痰瘀搏结，阻滞经络，经脉失养愈加明显，进而面瘫顽固难愈。《医林改错》曰："忽然口眼祸斜，乃受风邪阻滞经络之症。"

本病多于静卧或寐醒时突然发生，盖因素体正气不足，静时阳气归藏，气虚于表，邪气易于乘之。诚如《内经》中言："邪之所凑，其气必虚。"风邪乘虚而入，阻滞脉络，局部气血运行不畅，筋脉失养，弛缓不

收。本病病位在头面，阳明之脉荣于面，夹口环唇；阳明为气血之海，若风邪侵袭，气虚血瘀，经脉不荣，则可见口喎；足厥阴肝经之脉上连目系，肝主藏血，主疏泄，为刚脏，风性轻扬开泄，易袭阳位，外感风邪，袭于肝脏，肝经之脉失养，则可见眼斜；肝胆二脏互为表里，足少阳胆经循行于耳后，胆之经络闭阻则可出现耳后疼痛。本病病性为本虚标实，与脾、胃、肝、胆相关。

（二）疏风益气、养血通脉为本病的治疗大法

本病的治疗一般分为三期，即急性期、静止期和恢复期。三期均以牵正散为基础方。急性期分为三型，即风寒证、风热证和风湿证，分别加用荆防败毒散、银翘散、羌活胜湿汤；静止期，气血亏虚型加用八珍汤，脾胃虚弱型加用补中益气汤；恢复期从虚论治为多，加用补阳还五汤治疗。

陈晶教授治疗面瘫，注重气滞血瘀之病机，主张以疏风益气、养血通脉为治疗大法。方用顺风匀气散加减。方剂组成：白术 20g，人参、天麻各 10g，炙甘草、沉香、青皮、苏叶、白芷、木瓜各 5g，乌药 15g。本方原载于《苏沈良方》，方中人参、白术、炙甘草入阳明而补真气，使宗气运于一身；天麻、苏叶、白芷辛温发散以疏散风气；青皮、乌药、沉香行壅滞之气；木瓜泻肝通络而伸筋。全方配伍严谨，有补益、疏散、行气之功，

故气顺、血和、风自灭，无偏无忤之意。

● **验案举隅** ●

王某，男，42岁。2004年2月5日来诊。

患者自述1个月前因打篮球后受风，出现口眼㖞斜，于当地中医诊所针灸治疗2周，未见明显缓解。

刻下症见：左眼不能闭合，左侧面部麻痹，额纹消失，口角低垂、流涎，口向右侧㖞斜，脉弦，舌紫，苔薄黄。

四诊合参，证属体虚受风发病。予顺风匀气散，3剂，水煎服。

复诊时，患者自述症状减轻大半，抬头纹已能望见，口㖞已有明显减轻，眼能闭合，自觉面部肌肉松弛。

继服3剂而愈。

五、泄泻（慢性结肠炎、肠易激综合征）

泄泻是消化科常见的疾病之一，主要表现为大便次数增多、便质稀薄，甚至便稀如水样。若仅粪便中水分偏多而便不成形，称为大便溏薄，简称便溏。腹泻持续或频繁，反复发作，超过2个月者，称为慢性泄泻。本病属于西医学"慢性结肠炎""肠易激综合征"范畴。本病多由脾胃虚弱所致，日久可兼夹湿热，而使病情迁延难愈。陈晶教授主张以健脾益胃、除湿升阳法治疗慢性脾虚泄泻，临证多以升阳益胃汤化裁，疗效颇丰。

（一）泄泻源流

《素问·生气通天论》中言："因于露风，乃生寒热。是以春伤于风，邪气留连，乃为洞泄。"《素问·金匮真言论》载："长夏善病洞泄寒中。"《素问·至真要大论》曰："诸呕吐酸，暴注下迫，皆属于热。"《素问·太阴阳明论》曰："饮食不节，起居不时，则阴受之，阴受之则入五脏，入五脏则膜满闭塞，下为飧泄。"《素问·阴阳应象大论》曰："寒气生浊，热气生清。清气在下，则生飧泄，浊气在上，则生䐜胀。此阴阳反作，病之逆从也。"《素问·脏气法时论》曰："脾病者，虚则腹满肠鸣，飧泄食不化。"《灵枢·师传》："肠中热，则出黄如糜……肠中寒，则肠鸣飧泄。"《难经·五十七难》曰："泄凡有五，其名不同。有胃泄，有脾泄，有大肠泄，有小肠泄，有大瘕泄，名曰后重。"《金匮要略·呕吐哕下利病脉证治》曰："下利清谷，里寒外热，汗出而厥者，通脉四逆汤主之。"《三因极一病证方论·泄泻叙论》曰："脏气隔绝，精气夺散，以致溏泄。"

（二）脾虚为本，湿热为标

李聪甫认为，湿邪是泄泻的主因，治泄泻当以治湿为主，同时兼顾风、热、寒等诱发因素。

任继学认为，慢性泄泻久治不愈，可从肝肺入手。因久泻伤脾，脾气呆滞，升降阻滞，引起肺失治节、肝失疏泄，大肠传导乏力而致久泻不止。

时振声认为，泄泻的病机为脾虚湿盛，或脾胃虚寒，主张消补同用、温涩合参、寒温并进。

赵绍琴强调慢性泄泻辨证应重视虚实，虚证乃久泻伤脾、脾虚气陷、久泄伤阴、中气不足夹有食滞、中虚夹有郁热等，实证以湿热内蕴、食滞不化为多。

然而陈晶教授认为，慢性泄泻多由感受外邪、内伤饮食、情志失调等，导致脾失健运，小肠清浊不分，大肠燥化不及，传导太过所致。病程日久，每易伤阴夹湿化热，终致中虚兼夹湿热之证。脾气虚弱则出现倦怠嗜卧、腹胀纳少、时有腹痛、形体消瘦、面色萎黄。脾失健运，小肠泌别清浊功能减退，清阳无法升发，水湿下注大肠，则可见泄泻。重者可出现脘腹坠胀、食后益甚，或便意频数、肛门重坠、久泄不止，或小便浑浊如米泔等症。正应《内经》中之言："清气在下，则生飧泄。"长期泄泻，阴液亏损，虚火内生，湿热留滞大肠，故多数患者可见里急后重、口苦口干、舌质红、苔薄黄、脉细弱等症。本病病位在脾胃，与大肠、小肠有关。病性为本虚标实，脾虚为本，湿热为标。

（三）健脾益胃、除湿升阳为治疗大法

根据脾虚为本、湿热为标的病机，治疗以健脾益胃、除湿升阳为基本治法，方用升阳益胃汤加减。升阳益胃汤出自李东垣的《脾胃论》，方由黄芪、人参、甘草、独活、羌活、防风、白芍、陈皮、半夏、茯苓、柴胡、泽泻、白术、黄连、生姜、大枣组成，具有健脾益气、化湿升阳之功效。方中人参、白术、黄芪、甘草、陈皮益气健脾；茯苓、泽泻、防风、羌活、独活、半夏健脾利湿；柴胡、白芍调理肝脾；佐黄连用以清肠胃湿热而祛里急之证。方中柴胡、独活、羌活、防风属风药，有鼓动脾胃的作用，还可加强人参、白术、黄芪、甘草等补益药的功效。欲使脾胃不虚，必先升发阳气，使补而不滞，相得益彰；又取"风能胜湿"之义，使脾胃中枢复其斡旋之职，则清浊自分，泄泻可止。但风药用量不宜过重，一般不超过补益药的剂量，否则不仅起不到升阳作用，反而使脾胃更虚，主次颠倒。

若脾虚湿盛较重，症见排泄水多，小便赤色，舌淡，脉细，除重用风药外，还可略加苍术，泽泻，猪苓渗利其湿，上下分消。若肝郁脾虚较重，症见泄泻不畅，胸胁闷胀，遇郁加重，矢气重，腹痛肠鸣，腹痛来去迅速，痛后即泻，泻后痛减，舌淡红，脉弦细，可酌加白术，川芎。若表现为泄泻兼腹痛绵绵，得温则舒，时溏时泻，

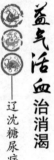

完谷不化，或五更泄泻，形寒肢冷，腰膝酸软，舌淡，脉细，则为脾肾阳虚较重，加用炮姜、桂枝、附子等以温补脾肾，升腾阳气。

● **验案举隅** ●

李某，女，63岁。2010年4月5日来诊。

患者患2型糖尿病6年，间断口服格列齐特、二甲双胍及中药降糖，血糖控制不佳。3个月前开始腹泻，大便呈水样，日行十余次，口服盐酸小檗碱、健胃消食片等药物均未见好转。

刻下症见：口渴多饮，神疲乏力，面色萎黄，纳呆，脘腹胀满，泄泻，大便水样，小便短少，睡眠可，舌质淡红，苔薄白，脉细弱。

中医诊断：消渴；泄泻（脾胃气虚，水湿下注）。

西医诊断：糖尿病胃肠功能紊乱。

处方：升阳益胃汤去羌活、柴胡，加鸡内金15g，苍术10g，厚朴10g。7剂，水煎服。

按语：该患者为脾胃虚弱，升降失司，清浊不分。升阳益胃汤原方去羌活、柴胡以防其升散太过，加鸡内金和胃消食，苍术、厚朴行气除湿。诸药合用，脾气健，胃气和，清阳升，浊阴降，故而有效。

六、瘿病（甲状腺功能亢进症、甲状腺结节）

甲状腺功能亢进症，简称甲亢，是指甲状腺腺体本身产生甲状腺激素过多而引起的以神经、循环、消化等系统兴奋性增高和代谢亢进为主要表现的一组临床综合征。甲状腺结节，是指各种原因导致甲状腺内出现一个或多个组织结构异常的团块。甲状腺功能亢进症与甲状腺结节均属中医"瘿病"范畴。瘿病是指由于情志内伤、饮食及水土失宜，以致气滞、痰凝、血瘀壅结颈前，所引起的以颈前喉结两旁结块肿大为主要临床特征的一类疾病。

（一）甲状腺功能亢进症

1. 气阴两虚、痰气互结为基本病机

以往认为，甲状腺功能亢进症的发生是因情志内伤（如长期忧思恼怒，肝气不舒，气机郁滞）、饮食水土失宜、素体阴虚，不能运化水湿，聚湿成痰，凝于颈前；或气郁痰凝日久，血行不畅，而出现血瘀；或火热灼伤脉络，迫血妄行，离经之血瘀于脉外；或由于饮食水土失宜，影响脾胃功能，脾失健运，运化水湿失职，聚而成痰；或气血运行不畅，郁而化火；素体阴虚或火热伤

阴，可致阴虚火旺。其病理产物不外"气、瘀、痰、火"四端。

然而陈晶教授在临证中发现，素体阴虚之人更易罹患本病，表现为气阴两虚、痰气互结。气阴两虚者，症见颈前部肿或不甚肿大、心烦不眠、自汗盗汗、腰膝酸软、短气等。本病多见于女性，因妇女的经、孕、产、乳等生理特点与肝经气血有密切关系，而情志内伤可使肝气失于条达，气机郁滞，津液输布失常，易于凝聚成痰，气滞痰凝，壅结颈前而发病。饮食及水土失宜影响脾胃运化功能，使得脾失健运，脾气虚弱，不能运化水湿，聚而生痰，还可影响气血的正常运行，致使气滞、痰凝、血瘀壅结颈前则发病。本病病位在肝、脾，与心相关。肝主疏泄，肝郁则气滞，表现为胸胁闷、善太息；肝经循行于颈前，故可见颈部发胀；脾主运化，脾伤则气结，气滞则津停，加之脾虚日久，酿湿生痰，痰气交阻，血行不畅，气、血、痰壅结颈前而发为瘿病。瘿病日久，不仅损伤肝阴，也会伤及心阴，出现心悸、烦躁、脉数等症。

2. 益气养阴、化痰散结为治疗大法

陈教授治疗甲状腺功能亢进症，多辨为气阴两虚、痰气互结，治疗上主张益气养阴、化痰散结，方用生脉散、麦味地黄丸、消瘰丸、柴胡疏肝散等化裁。生脉散

由人参、麦冬、五味子组成；麦味地黄丸由麦冬、五味子、熟地黄、山萸肉、山药、泽泻、丹皮、茯苓组成。两方均具有益气养阴之功。消瘰丸由玄参、煅牡蛎、贝母组成，具有消瘰养阴、化痰软坚之功。柴胡疏肝散由柴胡、陈皮、川芎、香附、芍药、枳壳、甘草组成，有疏肝解郁、行气止痛之效。四方合用加减化裁，共奏益气养阴、化痰散结之功。

● **验案举隅** ●

王某，女，19 岁。因"颈前肿大 1 个月"于 2013 年 12 月 7 日来诊。

患者 1 年前在外院诊为"甲状腺功能亢进症"，曾口服夏枯草颗粒、丙硫氧嘧啶片、左甲状腺素钠片（具体剂量不详）等治疗。现已停用丙硫氧嘧啶片、左甲状腺素钠片，请求中医诊治。

刻下症见：颈粗，偶有心悸，月经正常，余无不适。

查体：舌质红，舌体胖大，苔白，脉细数。

中医诊断：瘿病（气阴两虚，痰气互结）。

西医诊断：甲状腺功能亢进症。

处方：夏枯草 30g，黄芪 30g，柴胡 15g，当归 15g，白芍 15g，煅牡蛎 30g，浙贝母 15g，玄参 15g，鳖甲 15g，知母 15g，丹皮 15g，地骨皮 15g，王不留行 15g，百合 30g，生地黄 15g，香橼 10g。14 剂，水煎服。

按语：甲状腺功能亢进症的中医辨证多属气阴两虚证。该患者无其他不适，病史已有1年之久。瘿病日久，火热灼伤气阴，以致气阴两虚，痰气互结，患者舌脉基本符合气阴两虚证的体征。故治疗以消瘰丸合柴胡疏肝散化裁。

（二）甲状腺结节

1.气滞、痰凝、血瘀壅结颈前为基本病机

瘿病（甲状腺结节）是因长期忧思恼怒，肝气不舒，气机郁滞；或素体气虚，不能运化水湿，聚湿成痰，凝于颈前；或气郁痰凝日久，血行不畅，而出现血瘀；或火热灼伤脉络，迫血妄行，离经之血瘀于脉外；或饮食、水土失宜，影响脾胃功能，脾失健运，运化水湿失职，聚而成痰；或气血运行不畅，郁而化火；或素体阴虚或火热伤阴，致阴虚火旺。病理产物为"气、瘀、痰、火。"忿郁恼怒或忧愁思虑可使肝气失于条达，气机郁滞，津液输布失常，凝聚成痰，气滞痰凝，壅结颈前而成本病。饮食及水土失宜，影响脾胃运化功能，脾失健运，脾气虚弱，不能运化水湿，聚而生痰；还可影响气血的正常运行，致使气滞、痰凝、血瘀壅结颈前则发病。本病病位在肝、脾，与心相关。肝主疏泄，肝郁则气滞，表现为胸胁闷、善太息；肝经循行于颈前，则可见颈部

发胀；脾主运化，脾伤则气结，气滞则津停，加之脾虚日久，酿湿生痰，痰气交阻，血行不畅，气、血、痰壅结颈前而发为瘿病。

2. 理气活血、化痰消瘿为治疗大法

本病常以疏肝理气、活血化瘀、健脾化痰散结、滋补肝肾之法治疗。痰气互结者，选用四海舒郁丸加减；痰瘀内结者，用海藻玉壶汤加减；脾虚痰阻者，用六君子汤加减；肝肾阴虚者，用六味地黄丸合一贯煎加减。

陈教授继承《外科正宗·瘿瘤论》的观点，认为甲状腺结节以气滞、痰凝、血瘀壅结颈前所致者为多，主张以行散气血、行痰顺气、活血散坚为治疗大法，方用海藻玉壶汤加减。本方中海藻、昆布、海带化痰软坚，消瘿散结；青皮、陈皮、半夏、胆南星、浙贝母、连翘、甘草理气化痰散结；当归、赤芍、川芎、丹参养血活血。诸药合用，使滞气顺、瘀血散、凝痰消。

● 验案举隅 ●

高某，女，61岁。因"颈前肿大10年，加重半个月"于2015年10月28日来诊。

患者自述颈前肿大已10年，未经治疗。近半个月，肿大明显，伴颈前发硬、发胀、头痛，遂来就诊。

刻下症见：饮食欠佳，心悸，耳痒，眼干涩，睡眠欠佳，大便正常。

查体：舌质暗，舌体胖大，苔白，左脉弦缓。

辅助检查：甲状腺功能检查正常；甲状腺彩超示多发结节。

中医诊断：瘿瘤（肾阴不足，气滞痰凝）。

西医诊断：甲状腺结节。

处方：女贞子 15g，墨旱莲 15g，柴胡 10g，赤芍 15g，枳壳 15g，桔梗 30g，甘草 15g，玄参 15g，煅牡蛎 30g，浙贝母 15g，黄连 5g，酒黄芩 10g，川芎 15g，蔓荆子 15g，甘松 15g，昆布 15g。14 剂，水煎服。

按语： 瘿病的基本病机为气滞痰凝壅结颈前。该患者为老年女性，肾水匮乏，故出现耳痒、眼干涩、失眠等症，治疗上以理气活血、化痰消瘿为原则，往往有桴鼓之效。

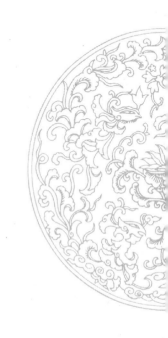

于世家|篇

第一章　于世家教授从医之路

一、术精岐黄 40 年

　　于世家教授于恢复高考后第二年（即 1978 年）考入辽宁中医学院。1988 年，研究生毕业后留院工作。1991年，晋升为主治医师，为同级中最早的一位。1993 年，破格晋升为副主任医师。1997 年，破格晋升为主任医师、教授。于世家教授正、副高均为破格晋升，较同期同学提前了 3 年。

　　于世家教授在从医生涯中勤奋工作，锐意进取，雷厉风行，在医、教、研方面取得了卓越成就，同时在医院管理方面亦建树颇丰。于世家教授先后担任内分泌科主任，辽宁中医药大学附属医院常务副院长、党委书记等重要职务。在个人取得卓越成就的同时，于世家教授还作为学科带头人，率领内分泌科团队在学科建设、人才梯队培养、科室发展规模上攀登了新的高峰。

于世家教授现为国家临床重点专科带头人，国家中医药管理局重点学科中医内分泌病学带头人，享受国务院政府特殊津贴，卫生部有突出贡献中青年专家，首批（2004年）辽宁省名中医，两届（2007年、2010年）沈阳市优秀专家。

于世家教授现任中国中西医结合学会内分泌专业委员会副主任委员，中国中医药研究促进会糖尿病专业委员会副主任委员，中国微循环学会糖尿病专业委员会神经病变学组副组长，中华医学会糖尿病学会糖尿病周围神经病变学组委员，中华医学会内分泌学分会中西医结合学组委员，辽宁省中西医结合糖尿病学会主任委员，辽宁省中医内分泌学会主任委员，中华医学会辽宁省内分泌学会副主任委员，中华医学会辽宁省糖尿病学会副主任委员，辽宁省基层糖尿病专业委员会副主任委员。同时兼任国家科技进步奖终审专家，国家药品监督管理局新药评审委员，国家人力资源和社会保障部医保目录评审专家组成员，辽宁省糖尿病防治领导小组专家组副组长，辽宁省糖尿病特病专家组组长，国家自然科学基金、"863"项目评审专家，辽宁省科技厅科技计划项目、自然科学基金项目评委，辽宁省沈阳市医疗事故鉴定专家组成员，《中华中医药杂志》审稿专家，《实用糖尿病杂志》编委，《辽宁中医杂志》编委，《中华中医药学刊》特约撰稿人，《The New England Journal of Medicine》（NEJM）糖尿病专刊中文版点评专家、编委。

二、师者，所以传道授业解惑也

杏林耕勤，度人无数，桃李芬芳，春满四海。于世家教授 1996 年担任硕士研究生导师；1999 年担任博士研究生导师；2008 年承担博士后培养工作，是校内为数不多的博士后指导老师之一。2015 年，辽宁省卫生计生委组织成立了辽宁省于世家教授名中医工作室。2017 年，于世家教授当选为第六批全国老中医药专家学术经验继承工作指导老师，先后培养学生及师带徒百余人次。于世家教授平时在工作中通过院内外查房、会诊、培训等多种方式，惠及医生千余人次。

三、一唱雄鸡天下白，独领风骚业界敬

于世家教授作为辽宁中医药大学附属医院的医生、教授，承担科研工作并促进研究成果转化，其任务是繁重的，却是必需的。从医 40 年来，于世家教授获发明专利 2 项，主持课题 13 项，其中国家自然科学基金 1

项、教育部博士点基金 1 项、省科技厅课题 7 项、市科技局课题 5 项，获科研及项目经费共 700 余万元。其研究成果获省级科技进步二等奖 2 项、市级科技进步三等奖 4 项。于世家教授编写书籍 8 部，发表相关论文 100 余篇，其中 5 篇被 SCI 收录。

发挥学术优势，将临床中的学术经验总结、升华、推广，是于世家教授的心愿，也是现代中医人的担当。其中最为业界称道的是历时 18 年，由于世家教授主持研发的木丹颗粒。该药作为目前唯一国家批准的用于糖尿病周围神经病变治疗的 6 类新药，在全国范围内累计销售额过亿元（截至 2015 年底），且从 2017 年始单药产值年已过亿元。所谓"一唱雄鸡天下白"，于世家教授提出的活血化瘀法治疗糖尿病慢性并发症的学说及专利药物木丹颗粒的意义不仅是发明了一项专利、研制了一种药物或解除了患者的痛苦，更重要的是明晰了中医药在糖尿病慢性并发症治疗中的优势，为中医药在糖尿病慢性并发症的治疗上寻找到了很好的切入点。

于世家教授的丰硕成果备受业界瞩目和推崇，其率领团队成为国家临床重点专科、国家中医药管理局重点学科、全国糖尿病联盟核心单位，并主持制定了国家中医药管理局糖尿病周围神经病变中医诊疗指南、糖尿病周围神经病变中医循证指南、糖尿病肠病中医临床路径，修订了国家中管局糖尿病肠病、瘿病眼病临床路径，参与完成了中医糖尿病防治指南，并在全国范围内推广。

四、继往开来，薪火相传

于世家教授作为内分泌学科带头人、内分泌科主任，在经营和培育科室方面付出了无数心血和努力。内分泌科室现有医生28名（95%为博士学位），其中二级教授2名、卫生部有突出贡献中青年专家1名、国务院政府特殊津贴专家2名、辽宁省名中医2名、博士研究生导师3名、硕士研究生导师9名、国家中医药管理局优秀临床人才1名、全国名老中医师承2名、新世纪百千万人才百人层次1人、辽宁省百千万人才百人层次1人、辽宁省百千万人才千人层次1人、博士后2人、国外博士后1人。科室承担了大量科学研究任务，先后承担国家自然科学基金、科技部"十一五"国家科技支撑计划重点项目课题、"973计划"等国家级课题11项，教育部、辽宁省科技厅、辽宁省教育厅、辽宁省卫生厅医学高峰项目等省部级课题30项；沈阳市科技局课题4项。科室荣获辽宁省政府科技发明二等奖1项、省市政府科技进步奖8项，并先后参与10余项中药新药Ⅱ、Ⅲ期的临床观察工作。

在于世家教授的带领下，内分泌科由建科初期的15张床位，发展为拥有140张床位的国家临床重点专科、国家中医药管理局重点学科、全国糖尿病联盟核心单位，奠定了在全国的学术地位。科室由小到大，由弱到强，无不体现了于世家教授作为领路人的顶层设计和缜密安排。

第二章 于世家教授学术精华

一、中医辨证与西医辨病相结合

作为传统中医的守护者，于世家教授在临床工作中难免受到西医学的冲击。临床中如何将中西医相结合，成为服务患者的有力武器，是现代中医人必须回答的问题。于世家教授在继承前人经验的基础上，联系实际，融会贯通，勇于创新，成绩斐然。

中医学的精华在于辨证深入、细致、具体，强调辨证论治，但对疾病产生的具体机制和诊断缺乏客观的依据。以消渴为例，患者表现为口渴多饮的症状，辨证治疗后患者口渴症状可得到改善，但细究其病因却有尿崩症、糖尿病、精神性烦渴等不同，不同疾病药物的服用疗程及患者预后等也大不相同。

西医是建立在自然科学高度发展的基础上的，以病理学、生理学、解剖学等为基础，以实验室检查为依据建立起来的。然而，现代医学强调了理化检查，却忽视了患者的特点，忽略了患者在疾病中的作用，如糖尿病随着患者血糖增高的程度不同，其口渴、消瘦、多饮、多尿等临床表现也会不同，而西医治疗时往往不会对患者的临床症状进行关注而行对症治疗。

因此，于世家教授指出临床中将辨病与辨证密切结合，研究探索疾病与证候的关系，探索临床诊治的规律，方能相得益彰。于世家教授在临床实践中，无论是病志书写，还是临床诊疗时，都先采用西医的诊断体系建立框架、确诊疾病，再分别按照病因、发病机理、诊断要点、治疗、预防等方面来归类中医文献、阐述中医的基本理论和总结临床经验。

在这一疾病分类系统下，于世家教授在消渴的诊治中，通过对大量临床2型糖尿病病例的观察发现，传统的"三消"辨证理论具有明显的局限性，远不能满足临床需要。因此，根据患者的临床表现和舌脉征象，提出可将消渴分为以下4型：

1. 阴虚热盛型

咽干口燥，口渴多饮，渴喜冷饮，多食易饥，心烦畏热，溲赤便秘，舌红苔黄，脉细滑数或细弦数。

2. 气阴两虚型

咽干口燥，口渴喜饮，神疲乏力，气短懒言，五心烦热，心悸失眠，尿频或溲赤，便秘或便溏，舌红少津少苔，或舌淡苔薄白，脉细数无力。

3. 气阴两虚兼血瘀型

咽干口燥，口渴多饮，头昏耳鸣，视物模糊，五心烦热，四末麻木或刺痛，夜间尤甚，尿黄少或尿频，大便干结，舌红少苔，脉细数。

4. 阴阳两虚兼血瘀型

头晕眼花，心悸失眠，咽干口燥，神疲乏力，气短懒言，腰膝酸软，手足畏寒，颜面肢体水肿，四末麻木或刺痛，夜间尤甚，夜尿频多，尿多浊沫或尿少，男子阳痿，女子性欲淡漠，大便溏结不调，舌体胖大，边有齿痕，或舌质红绛少苔，脉沉细无力或细数。

以上 4 型中，新诊断 2 型糖尿病患者以阴虚热盛型和气阴两虚型最为常见；若患病时间较长，往往存在一定并发症，多见气阴两虚兼血瘀、阴阳两虚兼血瘀型。于世家教授的这种病证分类方法全面地概括了糖尿病患者的临床症状以及疾病的发展过程，在此基础上进行辨证论治，每每显效。

二、中药传统药性与现代药理相结合

对中医研究最深入的部分非中药莫属，于世家教授通过现代技术手段对传统中药的药理、药性、炮制方法进行了深入的解析。于世家教授在中药的应用中"师古不泥古"，通过查阅大量文献，突破传统，推陈出新，让古老的中药焕发出新的生机和活力。

于世家教授在现代药理研究的基础上，对穿山龙的重新开发应用堪称经典。穿山龙为薯蓣科薯蓣属植物，以地下根状茎入药，应用历史悠久。药典记载穿山龙的功能主治为祛风除湿、活血通络、止咳，主风湿痹痛、肢体麻木、胸痹心痛、慢性气管炎、跌打损伤等。现代药理研究发现，穿山龙的有效成分主要为穿山龙总皂苷，与甾体类药物具有类似结构，具有广泛的免疫调节和镇痛抗炎作用。因此，于世家教授将穿山龙用于亚急性甲状腺炎颈前疼痛、发热等症状的治疗中，并指导其博士后将穿山龙用于大血管炎症的药物研发中。于世家教授以清热解毒、活血祛瘀、理气消肿为治疗大法，以穿山龙为君药，配伍清热解毒中药，自拟亚急性甲状腺炎方，配合中药外敷，极大地改善了患者的症状，减少了糖皮质激素的使用量，降低了亚急性甲状腺炎的复发率。

传统药性与现代药理相结合还体现在"协定处方"

的应用中。如中医学中失眠辨证分为气血阴阳虚、湿热、瘀血、心肾不交等证型，其处方各不相同。然而，深入探讨历代医家的遣方用药，无论何种证型均需伍用镇静安神的中药，如酸枣仁、五味子等。现代药理研究表明，酸枣仁的主要成分酸枣仁皂苷、黄酮苷具有镇静催眠、抗惊厥、镇痛、抗心律失常等作用；五味子能调节大脑皮层的兴奋和抑制过程，使二者趋于平衡，从而改善睡眠。因此，于世家教授结合消渴合并失眠的临床特点，拟定了失眠方（黄精、五味子、酸枣仁、夜交藤、钩藤、天麻、丹参、珍珠母等）。方中尤其重用珍珠母、五味子、酸枣仁等经现代药理研究证明有明确镇静安眠效果的中药，同时要求患者于睡前30分钟服用。于世家教授以此失眠方为主方辨证治疗消渴合并失眠患者，疗效明显。

于世家教授的专利药物——木丹颗粒（专利号：CN101972315A）的研发过程，充分体现了其对传统中药药理的研究。糖尿病的慢性并发症是中医治疗的优势所在，于世家教授以益气活血、祛瘀生新为治疗大法，精心筛选了延胡索、黄芪、苏木、当归、鸡血藤、三七等7味中药，自拟糖末宁煎剂，临床疗效明显。以糖末宁为基础研发的木丹颗粒，于2008年获国家药品监督管理局颁发的新药证书，同年批准上市。木丹颗粒取得的巨大成功既是于世家教授深入发掘中医传统理论的体现，也是其以现代药理学方法作为研究手段，将两者有机结合、融会贯通的过程。糖尿病慢性并发症的病理生理基础是糖尿病导致的微循环障碍，而按中医理论精心挑选的活血化瘀中药，经现代药理研究证实确有改善微循环的作用。黄芪可以扩血管，改善微循环，抗血小板聚集，早期大剂量应用黄芪可以加快糖尿病大鼠的神经传导速度。红花能够扩张血管，促进血液循环，降低血液黏度，消除自由基和改善组织供氧，其提取物制成的注射液可以改善糖尿病患者的临床症状，加快神经传导速度，降低血液黏稠度。因此，木丹颗粒的研发成功是必然的结果。

于世家教授非常重视中药的不良反应及毒副作用。"传统认为中药无毒副作用，然而龙胆泻肝丸、何首乌在欧洲的退市为我们敲醒了警钟""甘草可导致的水钠潴留，有盐皮质激素样作用""何首乌的肝毒性""木通的肾毒性"等都是于世家教授非常关注的相关报道，他总是第一时间与科室同事们分享相关信息，而且会通过查房等途径反复强调，加深记忆。

三、中医分型与现代医学分期相结合

于世家教授在临床实践中提出：中医治疗在任何时机都非常适宜，临床中应将中医学的分型和现代医学的分期有机结合。在进行中医辨证分型时，抓住疾病不同阶段的主要矛盾或矛盾的主要方面，所辨之证型才是疾病在不同阶段本质病理变化的反映。在此基础上有的放矢、对症治疗，方显奇功，这也是中医发展的一种趋势。

糖尿病肾病是糖尿病的主要慢性并发症之一，也是慢性肾功能衰竭的主要病因，其用中药治疗疗效显著。糖尿病肾病贯穿糖尿病始终，而肾病的不同分期其临床表现大相径庭，在微量蛋白尿期，患者可无明显临床症状；临床蛋白尿期，患者会出现不同程度的乏力、腰痛、下肢浮肿等；肾衰竭期，会出现尿少、浮肿，甚至无尿等。若将肾病的不同分期与中医消渴、腰痛、水肿、虚劳、关格等病证的相关证型相对应，辨证时往往难以掌握重点。于世家教授认为，糖尿病肾病是在消渴气阴两虚的基础上发展至阴阳两虚的结果，而同时瘀血阻络贯穿本病始终，湿浊内停是病程进展中的一个阶段，当其进展至肾阳虚衰、浊毒壅盛时，则病情凶险，预后不良。本病辨证分型主要分为气阴两虚兼血瘀型、脾虚水湿内停型、脾肾阳虚型及阴阳两虚、浊毒壅盛型。其中气阴两虚兼血瘀型即可对应微量蛋白尿期；脾虚水湿内停型、脾肾阳虚型二证即可对应临床蛋白尿期；阴阳两虚、浊毒壅盛型则对应肾衰竭期。如此，以简驭繁，既突出了消渴进展至肾病的病机演变过程，又对每期病情变化进行了高度概括，同时根据不同证型的特点分别采取益气养阴、活血化瘀、健脾利水、温阳补肾及阴阳双补等治法，且根据"久病必瘀"的思想将活血化瘀贯穿治疗的始终，结合现代医学降糖、降压、调脂、抗凝等治疗手段及生活方式的干预，临床疗效显著。

第三章 于世家教授专病论治

第一节 糖尿病及其慢性并发症

一、糖尿病周围神经病变

1. 病因病机

  于世家教授认为瘀血阻络是糖尿病周围神经病变（以下简称 DPN）的主要病因病机。DPN 是在消渴的基础上发展而来的，而消渴的基本病机为阴津亏损、燥热偏盛，以阴虚为本、燥热为标。阴津亏耗，无以载气，燥热伤阴耗气，终致气阴两伤。气为血之帅，血为气之母，气虚则生血不足、行血无力，致血虚、血瘀。阴虚则脉络失于濡养，血行艰涩，血瘀加剧，瘀血阻络，脉络不通。瘀血不仅是糖尿病慢性并发症的主要病理基础，同时也贯穿其始终。DPN 的病理基础包括虚和瘀，虚为气血阴阳虚损，瘀为瘀血，因虚致瘀，虚瘀夹杂，以虚为本，以瘀为标。瘀血的形成、络脉的损伤是 DPN 发病的关键，故活血化瘀通络是治疗本病的根本法则。活血化瘀通络药物具有显著的抗凝、溶栓、扩血管、降低血小板黏滞性及纤维蛋白原、改善血液流变性及微循环和一定的软化血管、增加血管通透性的作用，能改善糖尿病微血管病变，增加四肢周围神经的供血和营养，可促进损伤的周围神经的修复，提高运动神经的传导速度。

因此，以"瘀血阻络"为基本病机，寻找有效治疗药物，在此基础上辨证加减，是治疗糖尿病周围神经病变的基本方法。

2. 辨治经验

（1）益气活血，祛瘀生新，通络止痛

所谓"久病必虚""久病入络"，"瘀"既是糖尿病经久不愈的病理产物，又是 DPN 的致病因素。"瘀"为治疗 DPN 的靶点，在临证过程中应注重活血化瘀的重要性。因此，于世家教授根据"气为血帅，血为气母"的理论，临床治疗中以益气活血、祛瘀生新为主要治则，并以此理论为基础结合现代科学技术研制成木丹颗粒。木丹颗粒的组成药物有延胡索、黄芪、苏木、当归、鸡血藤、三七等7味。全方体现了辨病与辨证相结合、局部与整体相结合的特点。

33年前，于世家教授通过对糖尿病周围神经病变患者（当时称为末梢神经炎）的仔细观察，发现糖尿病周围神经病变患者的典型症状为麻木、刺痛、夜间加重、痛处固定不移，且普遍存在舌质暗红、紫暗等瘀血指征，这与中医传统理论中的血瘀证疼痛的特点完全相同。因此，于世家教授提出"血瘀证与糖尿病并发症的形成与发展密切相关""血瘀证贯穿疾病的始终""活血化瘀是防治糖尿病各种并发症的重要治则"，在糖尿病慢性并发症治疗上形成了其独特的理论体系和学术思想。于世家教授认为DPN的基本病机为"气虚血瘀，脉络不通"，依据"瘀血不去，新血不生"的理论，在治疗上强调"益气活血、祛瘀生新、通络止痛"的方法，并以此治疗原则为基础，研制成院内制剂糖末宁（木丹颗粒的前身），为众多DPN患者解除病痛。

糖末宁煎剂（木丹颗粒）的主要组成包括延胡索、黄芪、苏木、当归、鸡血藤、红花、三七等7味。方中选用黄芪为主药，根据中医"气为血之帅，气行则血行"的理论，重用黄芪以补气，气足则瘀血得行，诸证得缓。延胡索味辛、苦，性微温，功能活血散瘀、理气止痛。

《本草纲目》谓其"能行血中气滞，气中血滞，故专治一身上下诸痛"。《本草求真》谓延胡索"以其性温，则于气血能行能畅"。该药在方中能活血化瘀，生新，通络止痛。鸡血藤因其形如经络，故取类比象，常作为补血活血通络之佳品。《本草便读》云："凡藤蔓之属，皆可通经入络。"《饮片新参》中云：鸡血藤"祛瘀血，生新血，流利经脉"。

1990年，糖末宁煎剂获辽宁省教委青年科研基金资助，后陆续获多项省市级课题立项支持，用于痛性糖尿病周围神经病变患者临床疗效与机理的验证。实验研究结果显示，糖末宁煎剂对DPN模型大鼠有明显的镇痛作用，可改善其血液流变学异常，并对糖尿病大鼠尾神经传导速度减慢具有明显的改善作用。国内大量的科学研究均证明了活血化瘀治法在糖尿病周围神经病变治疗中的科学性及有效性。

以糖末宁为基础研发的木丹颗粒，在2008年获得了国家药品监督管理局颁发的新药证书，同年批准上市（国药监准字号：080033）。2012年，木丹颗粒已获批国家专利（专利号：CN101972315A）。目前，木丹颗粒已广泛应用于临床，为越来越多的糖尿病周围神经病变患者解除痛苦。因其临床疗效明显，销售额逐年增长，截至2015年其销售额已过亿元。

20年过去了，木丹颗粒解决了无数糖尿病患者的病痛，而"活血通络、祛瘀生新"的治法也获得了业界的认可。"活血化瘀法治疗糖尿病慢性并发症"和"木丹颗粒"现已写入国家中医药管理局发布的《糖尿病中西医结合诊疗规范》《糖尿病周围神经病变中医诊疗规范》及《糖尿病及其并发症中西医诊治学》等。

木丹颗粒的研发及上市是转化医学的成功范例，依靠科技进步，促进了卫生事业的发展。于世家教授从患者出发，通过临床观察及大量基础实验研究，解决了内分泌科临床常见疾病的治疗问题，完美地诠释了医学的本质。

（2）重视物理疗法

物理疗法在治疗糖尿病周围神经病变中的作用与中药活血化瘀药物有异曲同工之妙。通过电刺激、针灸、外敷等多种方式，可以有效改善局部皮肤血供，促进神经的修复与再生。于世家教授强调，DPN患者神经受损，表现为温觉、痛觉障碍，对皮肤受损缺乏灵敏的反应，因此应避免应用经皮、透皮刺激，以免造成皮损。经过广泛筛选与比较，于世家教授选择了低频脉冲电治疗仪和糖尿病治疗仪为主要治疗设备。

低频脉冲电治疗仪是根据经络刺激治疗DPN的原理，将低频率的脉冲电流通过皮肤输入机体，使体内电荷分布及电荷运动改变，刺激感觉神经末梢，通过神经反馈调节引起血管扩张，使受损的神经供血改善，促进神经修复及再生。

糖尿病治疗仪采用红外照射技术、超低频数控电脉冲技术及负压按摩技术，并结合绿色音乐疗法，通过照射和刺激对调节胰腺功能和内分泌系统有特效的穴位，使机体组织处于最佳功能状态，全面调节机体免疫功能，促进机体新陈代谢，改善全身血液循环，全面调整阴阳平衡，达到治疗糖尿病及其并发症的作用。通常治疗采用的穴位有脾俞、肾俞、中脘、关元、鱼际、太溪、足三里（右）、涌泉（左），每穴位3分钟，每日1次，28天为一疗程，可连续治疗2～3个疗程，疗程中间休息15天。

（3）痛性糖尿病周围神经病变——止痛是重要手段

于世家教授对待痛性糖尿病周围神经病变的患者，提出在常规治疗的基础上，其治疗重点是止痛。镇痛是对患者的人文关怀，更是疾病治疗的必要手段，可以帮助患者树立战胜疾病的信心，并有效减轻抑郁和焦虑等情绪问题。同时，配合中医疗法与西医疗法相结合、药物治疗与物理治疗相结合、病因治疗与对症治疗相结合等多种治疗方式，取得良好效果。

● 验案举隅 ●

梁某，女，55岁。因"口渴多饮7年，加重伴双手麻痛1年余"于2007年6月5日在门诊以消渴收入院。

患者有糖尿病病史7年，曾口服多种降糖药，血糖控制不理想。10 年前，曾行左乳腺癌手术。

入院症见：口渴多饮，乏力，双手麻木，偶有胸闷，饮食、二便尚可，双下肢无浮肿，无恶心、呕吐或发热。

查体：舌紫暗，苔薄白，脉沉细。

理化检查：血常规：白细胞 10.97×10^9/L，中性粒细胞 7.56×10^9/L；生化全项：CHOL 6.03mmol/L，LDL-C 4.07mmol/L，CRP 24.83mg/L；HbA$_{1c}$ 6.6%。肌电图：左、右正中神经感觉神经传导速度减慢；腹部彩超：脂肪肝，胆囊壁欠光滑；散瞳查眼底：双眼视网膜病变 I 期。

中医诊断：消渴；痹证（气阴两虚兼血瘀）。

西医诊断：2 型糖尿病，糖尿病周围神经病变，糖尿病视网膜病变 I 期；血脂异常；脂肪肝。

治法：益气养阴，活血通络。

处方：黄芪 50g，党参 30g，当归 15g，川芎 15g，黄精 50g，玉竹 15g，赤芍 15g，女贞子 15g，枸杞子 15g，益母草 30g，延胡索 15g，鸡血藤 15g，三七 10g，红花 15g。每日 1 剂，水煎服。

在用西药严格控制血糖、血压、血脂基础上，予弥可保 500μg，每日 3 次，口服，以营养神经；胰激肽原酶片 240U，每日 3 次，口服，以改善微循环。

治疗 2 周后，患者双手麻木症状明显缓解。

按语：对于此类病证，在西医方面，于世家教授主张控制血糖、血压、血脂，并予营养神经、改善微循环治疗。在中医方面，于世家教授辨证准确，用药得当，并非见瘀化瘀，而是究其发病之根本。本案重用黄芪50g，以益气为主，佐以养阴之女贞子、枸杞子，另加赤芍、益母草、延胡索等活血祛瘀，伍用通络之鸡血藤等，使气能行血，络瘀自除。

二、糖尿病下肢动脉硬化闭塞症

1. 病因病机

下肢动脉硬化闭塞症是糖尿病的常见并发症，表现为下肢缺血的症状，如间歇性跛行、静息痛、缺血性坏疽等，常需要创伤性治疗，甚至截肢。本病治疗相当困难，给患者带来极大痛苦，且加重了患者的经济负担。于世家教授在糖尿病下肢动脉硬化闭塞症的中西医结合治疗方面积累了丰富经验。

糖尿病下肢动脉硬化闭塞症相当于中医学"脉痹""脱疽"等范畴。消渴日久，气虚则不能温煦四肢，故见四肢冷；帅血无力，气虚血瘀不能濡养肢体、肌肉、筋骨，故见痿软无力、间歇性跛行；久病必瘀作为病理产物的同时又成为致病因素，互为因果，交互为患，而见舌质紫暗或有瘀斑、舌下静脉曲张。病变阶段不同，病因病机不尽相同，但总以瘀血阻滞为根本。

2. 辨治经验

于世家教授提出，血瘀证与糖尿病并发症的形成与发展密切相关，针对血瘀证的治疗应贯穿疾病的始终。根据中医异病同治、辨证施治的理论，于世家教授提出，活血化瘀是防治糖尿病各种并发症的重要治则。将"活血化瘀、祛瘀生新、通络止痛"治法应用于糖尿病下肢动脉硬化闭塞症的治疗，是于世家教授治疗糖尿病慢性并发症的独特之处。

于世家教授在控制血糖、血压，降低血脂等综合治疗的基础上，运用传统中医理论辨证施治，同时配合扩张血管的西药以降低血液黏稠度、改善微循环、扩张血管、抑制血小板聚集、保护血管内皮细胞和软化斑块。其治疗的关键在于中药注射液与扩血管药物交叉静脉注射，从而有效地扩张血管、建立侧支循环、改善下肢血液供应，取得了良好疗效。

于世家教授在临床中选择低频脉冲电治疗仪和光子治疗仪为主要治疗设备，应用于糖尿病下肢动脉硬化闭塞症的患者，取得了较好的疗效。

● **验案举隅** ●

李某，男，56岁，干部。因"双卜肢麻木疼痛、间歇性跛行5个月"于2014年9月25日初诊收入病房。

患者有糖尿病史 10 余年，血糖控制不利。3 年前开始出现双下肢沉重而凉。近 5 个月逐渐出现双下肢麻木疼痛、间歇性跛行，持续行走距离小于 10 米，因疼痛夜不能寐，二便调，纳可。

查体：血压 175/95mmHg，踝肱指数 0.48，BMI 31.2kg/m²，舌质暗，苔薄黄腻，脉沉细。

理化检查：空腹血糖 8.4mmol/L，餐后 2 小时血糖 13.3mmol/L，甘油三酯 5.75mmol/L，总胆固醇 9.87mmol/L，高密度脂蛋白 1.47mmol/L，低密度脂蛋白 6.16mmol/L。双下肢动脉彩超：双下肢股动脉、腘动脉、胫前动脉、胫后动脉、足背动脉血管内膜均明显增厚，不光滑；双侧股动脉内均可见斑块状强回声，彩色血流充盈缺损；左侧胫前动脉、双侧胫后动脉及足背动脉血管内径变小，内可见点状强回声，彩色血流不连续；左侧足背动脉未探及彩色血流信号；符合双下肢动脉硬化闭塞症诊断。

中医诊断：消渴（气阴两虚兼血瘀）；脉痹（寒凝血瘀）。

西医诊断：2 型糖尿病，糖尿病双下肢动脉硬化闭塞症；高血压病 3 级（极高危）；血脂异常症。

治法：益气养阴，活血化瘀，温阳通络。

处方：生黄芪 30g，当归 12g，桃仁 12g，红花 15g，赤芍 25g，白芍 25g，牛膝 25g，木瓜 15g，玄

参 25g，丹参 25g，仙灵脾 10g，桂枝 6g，忍冬藤 25g，延胡索 15g，水蛭 12g，土鳖虫 9g，地龙 15g。每日 1剂，水煎服。

予严格控制血糖、血脂、血压，同时以中药汤剂配合丹参注射液 1 ~ 2mL，每日 1 次；前列地尔注射液 10μg，每日 1 次，两药上下午交替静脉滴注。

2 周后，患者双下肢麻、凉、痛症状均有明显缓解，夜寐可，舌暗红，苔薄白，脉沉细。效不更方。

3 周后，患者间歇性跛行改善，可持续行走约 100米，复查彩超提示双下肢动脉血流情况改善。

随访半年，已能正常行走。

三、糖尿病肠病（腹泻）

1. 病因病机

糖尿病肠病是糖尿病常见并发症之一，多见于病程较长且血糖控制不佳的患者，主要临床表现为间歇性腹泻或腹泻与便秘交替出现，严重时腹泻可达每日数次至十数次，甚至大便失禁，并伴有倦怠、乏力、腹胀等症，而西医便常规、结肠镜等检查未见异常。现代医学认为，糖尿病腹泻的发生多与自主神经病变有关。糖尿病肠病属中医学"消渴并泄泻"的范畴。于世家教授指出："糖尿病肠病的治疗重在温肾健脾、化湿止泻，兼用涩肠之品，以达到标本兼顾。"

2. 辨治经验

于世家教授在临床中常用黄芪、白术以益气健脾，善用补骨脂、淫羊藿等温和之品补益肾阳，而不用肉桂、附子等峻补之品。于世家教授认为，对于脾肾阳虚而无伤阴津者，可用肉桂、附子等峻补之品；久泻之人，必兼有伤阴，如用刚燥之剂，虽温阳作用强，但恐有伤阴之虑，而补骨脂、淫羊藿等为温和之剂，补阳同时又不伤及阴津。在温肾健脾同时又重用薏苡仁、苍术、砂仁等健脾化湿之品起到标本兼治作用。如张志聪《侣山堂类辩·消渴论》认为："有脾不能为胃行其津液，肺不能通调水道，而为消渴者，人但知以凉润之药治渴，不知脾喜燥……以燥脾之药治之，水液上升，即不渴矣。"辅以莲子、肉豆蔻等涩肠之品急则治其标，但同时于世家教授又指出，应用涩肠药物应泻停即止，防止过度用药导致便秘。另佐五味子、麦冬等养阴之品以滋养阴津。

现代药理研究认为，黄芪、白术、薏苡仁、苍术等药物不但有健脾益气、燥湿止泻之功，且有降低血糖的作用。

于世家教授在临床治疗中体验到，糖尿病肠病多发生于糖尿病病史较长且血糖控制不佳的患者，结合现代医学糖尿病肠病与自主神经病变有关，认为糖尿病肠病

130

患者"久病入络"，故与血瘀有关。故其在辨证时见兼有肢体麻、凉、疼痛、舌质紫暗的患者，多加用赤芍、丹参、川芎等化瘀通络之品，但对于桃仁、当归等有润肠作用的活血化瘀药物则不用，往往取得佳效。

● **验案举隅** ●

纪某，女，41岁。因"腹泻间断性发作1个月"于2003年12月26日入院。

患者27年前诊断为"1型糖尿病"，后一直接受胰岛素治疗，血糖控制尚可。近1个月无明显诱因出现间断性腹泻，严重时每日十余次，呈水样便，甚至于诊察病时即便于裤内，患者痛苦至极。患者既往有高血压病5年。

入院时症见：口渴，多饮，腹泻，水样便，可达日十余次，神疲乏力，四肢麻木、疼痛，尿频尿急。

查体：舌暗红，苔薄白，脉沉细。

理化检查：便常规、结肠镜检查均未见异常；尿常规：白细胞20～30/HP，红细胞10～15/HP；排尿前后膀胱彩超对比：膀胱内少许尿残留。

中医诊断：消渴（气阴两虚兼血瘀）；泄泻（脾肾阳虚）。

西医诊断：1型糖尿病，糖尿病肠病，糖尿病神经源性膀胱；尿路感染；高血压病。

治法：温肾健脾，燥湿止泻。

处方：黄芪 30g，白术 25g，补骨脂 20g，薏苡仁 25g，苍术 20g，砂仁 10g，肉豆蔻 15g，诃子 10g，五味子 10g。每日 1 剂，水煎服。

服药 3 剂后，排便次减少至 3 ~ 5 次 / 日，仍留有乏力、四肢麻、凉、疼痛，舌暗红，苔薄白，脉沉细。原方去肉豆蔻、诃子、五味子，加赤芍 15g，鸡血藤 20g。

续服 16 剂，腹泻症状消失，四肢麻、凉、疼痛缓解，舌暗红，苔薄白，脉弦细。出院时嘱其控制血糖，注意饮食。

该患者于门诊随访 1 年，糖尿病腹泻未复发。

四、糖尿病肾病

于世家教授在临床治疗糖尿病肾病过程中结合现代医学，提出了对糖尿病肾病治疗的一体化原则，即治疗中严格控制血糖、血压，纠正脂代谢，逆转胰岛素抵抗，减少蛋白尿，保护肾功能和积极治疗并发症等。同时，将辨病与辨证相统一，中医与西医相结合，分期与分型相结合，尤其强调肾病早期阶段是中药治疗的最佳切入时期。

（一）糖尿病合并早期肾病

糖尿病早期肾病是中药治疗的最佳切入时期。患者的临床表现为口渴而不甚欲饮、神疲乏力、心悸胸闷、腰膝刺痛、手足麻木、舌质暗或有瘀点瘀斑、苔白、脉沉细涩；或无特异性症状，仅有尿微量白蛋白升高。通过中药积极治疗可有效延缓病程，使尿微量白蛋白转阴。

治法当以益气养阴，活血化瘀。于世家教授常用处方为：黄芪50g，党参20g，黄精20g，枸杞子15g，菟丝子15g，金樱子20g，山茱萸15g，丹参20g，赤芍15g，鸡血藤25g，老头草30g，红花15g。

气为血之帅，气行则血行，于世家教授以大剂量黄芪补气以助行血。赤芍凉血以活血，《本草纲目拾遗》云："其藤最活血，暖腰膝，已风瘫。"故于世家教授用鸡血藤活血舒筋。丹参，性微寒，味苦，归心经，能通行血脉、祛瘀止痛。《本草正义》谓："丹参，专入血分，其功在于活血行血，内之达脏腑而化瘀滞……外之利关节而通脉络。"故于世家教授以丹参为活血之要药。糖尿病患者长期处于高糖利尿状态，血液浓缩，血流缓慢，瘀滞而成瘀血，因而于世家教授认为在治疗早期糖尿病肾病的过程中要加强活血化瘀，故在辨证组方中即使患者所表现的血瘀症状不太明显，也常配合活血化瘀药如桃仁、红花、川芎、丹参、赤芍等。

于世家教授在重视补肾阴的同时，更注重补肾药物的选择，因而多不选用峻补阴阳之品如附子、肉桂等，以防峻补阴阳反伤阴阳，而常以平补肝肾之枸杞子、女贞子、墨旱莲配伍以滋补肾阴、益精养血。

● **验案举隅** ●

王某，女，66岁。因"口渴多饮2年，加重半个月"来诊。

患者有糖尿病病史2年，未予系统治疗。既往有高血压病史10余年，血压最高达170/100mmHg。

刻下症见：口渴多饮，神疲乏力，时有胸闷气短，四肢末端麻木、疼痛，夜寐差，无发热，无恶心、呕吐。

查体：脉搏90次/分，血压140/80mmHg，腰围87cm，BMI 25.39kg/m²，舌质暗，苔白，脉细涩。

理化检查：空腹血糖9.55mmol/L，餐后2小时血糖23.22mmol/L，HbA_{1c} 7.7%，TG 1.95mmol/L，CHOL 5.54mmol/L，LDL-C 3.32mmol/L。连查3次尿常规示：Pro（-），尿微量白蛋白分别为25.8μg/L、59.8μg/L、30.1μg/L（化学发光免疫法，参考值0～20μg/L）。彩超示：右下肢血管内膜增厚，欠光滑。ECG示：Ⅲ、aVF导联T波低。

中医诊断：消渴（气阴两虚兼血瘀）。

西医诊断：2型糖尿病，糖尿病肾病（Ⅲ期），糖尿病下肢动脉硬化闭塞症；血脂异常；代谢综合征；冠状动脉粥样硬化性心脏病（心绞痛型）；高血压病2级（极高危）。

治法：益气养阴，活血化瘀。

处方：黄芪50g，党参20g，黄精20g，枸杞子15g，菟丝子15g，金樱子20g，山茱萸15g，丹参20g，赤芍15g，鸡血藤25g，夜交藤20g，珍珠母50g。每日1剂，水煎服。

甘精胰岛素16U，睡前皮下注射；阿卡波糖50mg，每日3次，餐中嚼服；缬沙坦80mg，每日1次，口服；阿司匹林肠溶片0.1g，每日1次，口服；辛伐他汀20mg，每日1次，口服。

患者出院后，查空腹血糖6～7mmol/L，餐后血糖8mmol/L；血压控制在正常范围。中药连服3个月后，复查3次尿微量白蛋白均在正常范围，分别为15.6μg/L、11.2μg/L、14.8μg/L。

（二）糖尿病合并临床肾病

于世家教授自拟糖尿病肾病方：党参30g，北沙参15g，丹参15g，黄芪50g，玉竹15g，巴戟天15g，知母15g，狗脊15g，枸杞子15g，玄参15g，熟地黄20g，黄精50g，女贞子15g，淫羊藿15g，金樱子30g，老头草30g，丹参30g，红花15g。

全方共奏滋阴益阳、活血化瘀之功。血瘀甚者，加赤芍；湿阻者，加茯苓、猪苓，取得良好疗效。方中重用黄芪、党参以补气行血；同时配伍丹参以活血化瘀通络；知母、沙参、熟地黄、玉竹滋阴生津；枸杞子、女贞子滋阴补肾；狗脊补肝肾，强腰膝；巴戟天、淫羊藿补阳益阴，阳中求阴，增加补阴的力度。此方常可使病情得到明显缓解，并可逆转或延缓进入临床糖尿病肾病期。中药可明显改善患者自觉症状，降低蛋白尿，改善血压，显示出其治疗本病的优势。

● 验案举隅 ●

王某，女，66岁。因"口渴多饮2年，加重半个月"收入院。

患者有糖尿病病史2年，未予系统治疗。既往有高血压病史10余年，血压最高达200/100mmHg。

入院症见：口渴多饮，神疲乏力肢冷，时有胸闷气短，四肢末端麻木、疼痛，夜寐差，无发热，无恶心、呕吐。

查体：脉搏90次/分，血压140/80mmHg，舌质暗，苔白，脉细涩。

理化检查：连续3次尿常规检查均示Pro（+）。

中医诊断：消渴（阴阳两虚兼血瘀）。

西医诊断：2型糖尿病，糖尿病肾病（Ⅴ期），糖尿病下肢动脉硬化闭塞症；血脂异常；冠状动脉粥样硬化性心脏病（心绞痛型）；高血压病3级（极高危）。

治法：益气温阳，活血化瘀。

处方：党参30g，北沙参15g，丹参15g，黄芪50g，玉竹15g，巴戟天15g，知母15g，狗脊15g，枸杞子 15g，玄参 15g，熟地黄 20g，黄精 50g，女贞子 15g，淫羊藿 15g，金樱子 30g，老头草 30g，丹参 30g，红花 15g。每日 1 剂，水煎服。

（三）糖尿病肾病水肿

利水方药物组成：黄芪 50g，大腹皮 30g，泽泻 30g，车前 30g，益母草 30g，猪苓 30g。黄芪，性微温，味甘，归脾、肺经，有补气升阳、益卫固表、托毒生肌、利水消肿等功效。方中用大剂量的黄芪，既能补脾益肺以运化水湿，又能通利水道而利尿消肿，还能大补元气以行血祛瘀，补气升阳而精微自固，因而为君。大腹皮，系槟榔的果皮，方中取其下气宽中、行水消胀之用，"以皮治皮"有取类比象之义，故而为臣。《本经逢原》中记载大腹皮："水气浮肿，脚气壅逆者宜之。"大腹皮用于治疗四肢水肿时用量可以加大，而用于腹水的治疗时可以减少用量。泽泻，味淡、微苦，性寒，归肾、膀胱经，能利水渗湿、泄热，主治水肿、小便不利、热淋、泄泻、痰饮、眩晕等。

颜面浮肿重者，加桑白皮 15g；腹水重者，加阿胶 30g，茯苓 15g，滑石 15g；有胸水者，加葶苈子 10g；兼有腹胀纳呆者，加槟榔 15g，枳实 15g，莱菔子 15g；兼有肝郁气滞，症见两胁胀痛、常太息、脉弦者，加柴胡、枳壳各 10g，赤芍 12g；兼见头眩目晕、肢体麻木、面赤者，加用天麻25g，钩藤15g；兼有肺胃燥热，口渴明显者，加生石膏30g，知母10g；兼血虚，面色苍白、口唇淡白无华者，加当归、枸杞子、熟地黄各10g；兼痰湿中阻，恶心呕吐、苔厚腻者，加陈皮、半夏、茯苓、竹茹各10g；兼皮肤瘙痒，加地肤子15g；兼大便干燥者，加肉苁蓉15g，火麻仁30g；兼失眠者，加丹参20g，黄精40g，夜交藤20g，珍珠母30g。

● **验案举隅** ●

李某，女，70岁。因"口渴多饮10年，加重伴下肢浮肿"入我院内分泌专科病房。

入院时症见：口渴，乏力，多食，颜面及双下肢浮肿，视物模糊不清，下肢麻凉，二便大致正常。

查体：血压160/90mmHg，双下肢指压痕（+），双足背动脉搏动弱，舌质暗，舌苔白腻，脉沉细。

理化检查：FPG 12.2mmol/L；超声检查：双下肢动脉硬化；周围神经检查：双足痛温觉异常；肾功能检查：Cr 98.5μmol/L，尿蛋白（+++）。生化检查：TG 2.19mmol/L，CHOL 5.58mmol/L。

中医诊断：消渴；水肿（阳虚水泛兼血瘀）。

西医诊断：2型糖尿病，糖尿病下肢动脉硬化闭塞症，糖尿病周围神经病变，糖尿病肾病（Ⅳ期）；高血压病3级（极高危）；血脂异常。

辨证：患者年老体弱，肾阴不足，阴损及阳，阳气不足故血行迟滞而瘀，阳气不足致使水湿泛溢而致消渴并水肿，为本虚标实之证。

治法：急则治标，利水消肿。

处方：黄芪 50g，大腹皮 30g，泽泻 30g，车前 30g，益母草 30g，猪苓 30g。每日 1 剂，水煎服。

西药给予降压、降糖、调脂、营养神经、抗血小板聚集药等治疗。

服用利水方 3 剂后，水肿症状明显改善。考虑患者水肿的起因为阳气虚衰，如不行温阳则水肿易复发，遂二诊加用肉桂 15g，以温肾助阳，巩固疗效。三诊时患者自诉睡眠不好，遂加丹参 20g，黄精 40g，夜交藤 20g，珍珠母 30g，以改善患者睡眠。出院时，患者颜面及眼睑浮肿消失，双下肢水肿未见复发。

患者住院期间检测无机离子，未出现低钾血症，同时睡眠质量得到明显好转，显示出中医因人制宜、于临证时灵活加减用药的优势。

按语：本案患者水肿严重，当先治水肿，充分体现了中医急则治标的原则，故采用利水方消除水肿，迅速有效。方中用药在利水的同时，兼顾了活血、补气等。值得一提的是在治疗失眠的时候，于世家教授应用大剂量黄精，乃因现代药理研究显示，黄精能通过影响头颈部血管神经，起到镇静、催眠的作用。

（四）中西医结合治疗是糖尿病肾病的治疗特色

于世家教授认为中医与西医之间不应有门户之见，只有取长补短，互相结合，才能在疾病的诊断和治疗过程中取得更好的效果。于世家教授在西医治疗的基础上，运用传统中医理论辨证施治，往往会取得良好疗效。

1. 控制血糖

糖尿病肾病早期的治疗关键是积极控制血糖，糖化血红蛋白应控制在 6.5% 以下。许多研究表明，严格控制血糖能明显降低糖尿病微血管病变的发生率。

2. 控制血压，保护肾脏

ACEI、ARB 在降低血压的同时可延缓肾小球硬化的发展及纤维化的进程，已成为世界上公认的治疗尿微量白蛋白的首选药物。

3. 调脂治疗

于世家教授认为对于早期糖尿病肾病合并血脂异常的患者，调脂治疗是非常重要的。有研究证实，他汀类药物可抑制多种生长因子刺激导致的系膜细胞增生和炎症反应，具有直接保护肾脏的作用。

4.低蛋白饮食

临床蛋白尿阶段，严格控制血压亦能减轻尿白蛋白的排泄，减慢肾功能恶化的过程。尿白蛋白量应该控制在 0.8kg/d，如出现肾功能改变则控制在 0.6kg/d。低蛋白饮食可减轻蛋白尿，故能延缓肾损害的进展。

5.重视用药的安全性

于世家教授常告诫我们，长期应用中药要考虑到患者是否会出现肝功能、肾功能损伤的问题，同时要考虑有利尿作用的中药会否出现电解质紊乱，所以要随时监测患者的肝肾功能和电解质变化。

五、糖尿病合并高血压

1.病因病机

糖尿病合并高血压的基本病机是肝肾阴虚，病性为本虚标实。本虚以阴虚为主，兼有气虚、阳虚；标实为痰浊、血瘀、热邪等交互为患。临床上主要表现为口干多饮、多食、消瘦、眩晕、头痛、心烦易怒、耳鸣、失眠多梦等。

2. 辨治经验

在临证治疗中，于世家教授多以平肝潜阳为主，配合补益肝肾、清热泻火之法。方选天麻钩藤饮（《中医内科杂病证治新义》）为主方加减。方中天麻平肝阳，息肝风，善治眩晕；钩藤清肝热，息风止痉；二药相伍以平肝息风。石决明平肝潜阳；山栀、黄芩清热泻火，使肝经之热不致上扰。牛膝引血下行，以利肝阳的平降。益母草的主要作用是活血利水，入心、肝二经，与牛膝配伍既可引血下行，又可使火热之邪从小便排出，而且在《本草汇言》中特别提到益母草能治"血贯瞳仁及头风眼痛"。杜仲、桑寄生补益肝肾，二药配伍牛膝可以加强补肝肾、强筋骨的作用。夜交藤、茯神安神定志，以解失眠多梦之症。诸药配伍，共奏平肝潜阳、补益肝肾、清热泻火之功。临床常用于治疗肝肾阴虚、肝阳偏亢之高血压患者。

于世家教授注重辨病、辨证、辨人施治，治疗时注意个体差异，依据不同患者的自身情况在组方上灵活变通、随症加减。本病以肝阳上亢证为主，兼有其他证时，可随症加减。

如兼有阴虚证，可表现为口燥咽干、五心烦热、失眠、多梦、潮热、盗汗等，口燥咽干者，可加养阴生津之沙参、麦冬、玉竹；失眠多梦者，可加黄精、珍珠母、酸枣仁、远志等。黄精补气养阴、健脾、益肾，且现代药理研究证明黄精不但具有降压作用，还有降低血脂、改善动脉粥样硬化、抗氧化、降低血糖的作用；珍珠母平肝潜阳、安神定惊，现代药理学研究证实珍珠母亦有降压的作用；酸枣仁有养心益肝、安神之功效；远志有安神益智的作用。潮热盗汗者，可加滋阴潜阳、退热除蒸之鳖甲，凉血除蒸之地骨皮，清热凉血、养阴生津之生地黄。

如兼有瘀血阻络证，可表现为四肢麻、凉、痛甚，可加入丹参、赤芍、川芎。丹参有活血通经之功，与原方中的牛膝配合应用，有活血通经、养血安神、引血下行之功，遵从了古人"治风先治血，血行风自灭"之意；赤芍有活血通络之用；川芎行气活血，有"气为血之帅，气行则血行"之意。

如兼有阴阳两虚证，主要表现为腰膝酸软、后背畏寒、四肢欠温、夜尿频数等。因阴阳互根，相互依存，所以病程日久，阴损及阳，治疗不当，过用苦寒伤阳之品，终致阴阳两虚。于世家教授善用巴戟天、菟丝子等温和之品，而不选肉桂、附子等峻补之品，治疗阴阳两虚证时选用枸杞子、山茱萸以滋阴助阳，以期"阳得阴助而生化无穷"；而选用巴戟天、菟丝子补阳，则体现了"阴得阳升而泉源不竭"。

如兼痰湿证，加用泽泻、猪苓、车前子等以利尿祛湿，因糖尿病合并高血压患者中存在很多肥胖的患者，而"肥人多痰湿"。

综上，以天麻钩藤饮为基础方随症加减，以平肝潜阳、清热泻火、益气养阴、滋补肝肾、活血通络、宁心安神等，从而使诸症消失、血压下降。同时，于世家教授认为糖尿病合并高血压只重视血压是否达标是不够的，更要注重降压过程中血压是否平稳，从而减少脑卒中等终末事件的发生率。

● 验案举隅 ●

孙某，男，58岁。因"头晕、头痛1年余"就诊。

患者素体虚弱，3年前诊断为"2型糖尿病"，曾口服消渴丸及二甲双胍（具体用量不详）治疗，后自行停药，亦未监测血糖。近1年来，无明显诱因出现头晕、头痛，遂来就诊。

入院时症见：口渴多饮，乏力，面红目赤，头晕头痛，失眠多梦。

查体：血压148/95mmHg，双足背动脉搏动尚可，舌红，苔黄，脉弦细。

理化检查：随机血糖12.5mmol/L，糖化血红蛋白8.6%；血常规正常；尿糖阴性；便常规正常；甲状腺功能检查正常；肝、胆、脾彩超无明显异常。

中医诊断：消渴；眩晕（肝肾阴虚，肝阳上亢）。

西医诊断：2型糖尿病；高血压病。

治法：平肝潜阳，宁心安神。

处方：天麻30g，钩藤30g，石决明20g，杜仲25g，桑寄生25g，牛膝25g，菊花25g，白芍15g，丹皮15g，珍珠母50g，茯神15g，夜交藤15g。每日1剂，水煎分3次服。

西药治疗予拜阿司匹林0.1g，每日1次，口服；甘舒霖30R注射液，早10U、晚8U，饭前30分钟，皮下注射。

治疗3天后，头晕头痛、面红目赤症状明显缓解，但仍有两目干涩、腰膝酸软、舌红少津、脉弦细诸症，监测血压、血糖均在正常范围。故原方去珍珠母、茯神、丹皮，加熟地黄15g，黄精40g，枸杞子25g。

继服6剂好转，遂停服中药。

出院后，随访2个月，症状无加重。

按语： 本案患者久病体虚，消渴日久出现肝肾阴虚，肝阳上亢，从而导致面红目赤、头晕头痛、舌红苔黄、脉弦细诸症。治疗时于世家教授采用平肝潜阳、宁心安神的天麻钩藤饮加减治疗。服药3天后，头晕头痛明显缓解，而两目干涩、腰膝酸软、舌红少津之阴虚证明显，故加入黄精、枸杞子、熟地黄补益肝肾，养阴填精。

六、糖尿病合并不寐

1. 病因病机

消渴不寐虽病因繁多，但究其病理变化，总属阳盛阴衰，阴阳失交。正如《医效秘传·不得眠》所言："夜以阴为主，阴气盛则目闭而安卧，若阴虚为阳所胜，则终夜烦扰而不得眠也。"阴虚于内不能纳阳，或阳盛于外不得入阴，阴阳失于交互，则发不寐。于世家教授认为消渴病机总属阴津亏虚，燥热偏盛。阴津为化生血液的主要成分，亦可化为汗液排出体外，故有"血汗同源"之说。若阴津亏损，血液化生乏源，心失濡养，心神不宁，遂发不寐。燥热偏盛，热扰心神，神志不安，亦可发不寐。

2. 辨治经验

于世家教授将消渴不寐之病机归为阴虚阳亢，阴不制阳，临床工作中多予滋阴潜阳、重镇安神之汤药治疗本病。常用组方用药：黄精50g，五味子30g，酸枣仁30g，夜交藤30g，钩藤30g，天麻30g，丹参20g，珍珠母50～100g。于世家教授特别强调该方在煎服时应注意以下几点：①药物煎煮前应用清水浸泡2～3小时，使药物浸泡充分，以便有效成分析出，然后连药带水倒入锅中再行煎煮。②珍珠母质地厚重，应打碎先煎。③汤药分 3～4 次服用；晚间服药需于睡前 0.5～1 小时温服，以期药效发挥时入眠。

方中酸枣仁性平，味酸、甘，入心、肝二经，能养心血、益肝阴，为心肝阴血亏虚、心神失养导致失眠多梦之要药，且其味酸而收敛，具有敛阴生津止渴之功。五味子性温，味酸、甘，酸能生津，具有生津止渴之功，为治疗阴虚内热消渴之良药；其归心、肾经，可补益心肾、宁心安神，善治阴血亏虚、心神失养，或心肾不交之失眠多梦。丹参味苦，性微寒，入心经，既可清热凉血，又可除烦安神，活血同时又能养血，用治虚烦不寐。上述三药配伍，用治阴虚血少，神志不安之不寐。钩藤、天麻、珍珠母三味均入肝经，为平抑肝阳、息风定惊之佳品。黄精性平，味甘，归脾、肺、肾经，既可滋补肺脾肾三脏之阴，治内热消渴，又可补益脾气，以免滋腻过度，有碍脾胃运化之功。夜交藤性味，甘平，归心、肝二经，可养血安神，为治疗阴虚血少失眠之要药。上述七味药，共奏滋阴潜阳、重镇安神之功效。

在此治疗基础上，于世家教授强调，消渴不寐患者临床表现除不寐主症外，往往存在其他兼症，潜方用药时必须辨证加减，灵活化裁。若伴见情绪激动、烦躁易怒、头晕目赤、耳鸣口苦、舌红苔黄、脉弦数，可去原方中黄精、五味子、酸枣仁，加龙胆、栀子、黄芩、泽泻、车前子以清肝泻火，清利湿热，取龙胆泻肝汤清热利湿之意。若伴见神疲乏力、头晕健忘、食少便溏、舌质淡苔薄、脉沉细无力，可去原方中天麻、钩藤、珍珠母，加党参、白术、茯神、当归、远志以补益心脾，取归脾汤之意。若伴见五心烦热、潮热盗汗、心悸多梦、口燥咽干、舌红少苔、脉细数，可在原方基础上加山药、熟地黄、山茱萸滋阴补肾。若伴头晕头痛、四肢麻凉疼痛、面色晦暗、舌紫暗或有瘀斑、脉涩，可去原方中天麻、钩藤，加赤芍、红花、川芎、桃仁、鸡血藤、苏木、延胡索以增强活血化瘀止痛之功效，取血府逐瘀汤之意。若伴见脘腹胀满、大便秘结不通，可在原方基础上加火麻仁、肉苁蓉、槟榔、莱菔子、枳壳以通便行气除胀。若伴四末不温、夜尿频多、畏寒喜暖，可去原方中天麻、钩藤，加淫羊藿、菟丝子、巴戟天以温补肾阳，加女贞子、枸杞子以滋补肾阴，寓阴中求阳之意。

● **验案举隅**

张某，男，66岁。因"失眠10个月，加重半个月"于2011年5月24日来诊。

患者有糖尿病病史6年，曾口服多种降糖药控制血糖。1年前，因血糖控制不佳，开始应用胰岛素治疗，目前血糖控制尚可。10个月前患者出现失眠，自述近半个月失眠加重，表现为入睡困难，入睡后顷刻即醒，醒后无法再次入睡，每晚睡眠时间不足半小时，伴心烦易怒、头晕健忘、四肢末端麻木不仁。

查体：舌暗红，苔薄黄，脉弦细。

中医诊断：消渴；不寐（阴虚内热兼血瘀）。

辨证：消渴日久，耗气伤阴，阴津亏虚，虚火上炎，扰乱心神，心神不宁，可见不寐、心烦易怒。阴津亏虚，脉道滞涩，血行不畅，日久瘀血阻滞脉络，脑髓筋脉肌肉失于濡养，可见头晕健忘、四肢末端麻木不仁。

治法：滋阴除烦，重镇安神，活血化瘀。

处方：黄精50g，五味子30g，酸枣仁30g，夜交藤30g，钩藤30g，天麻30g，丹参20g，珍珠母100g，栀子15g，丹皮20g，赤芍25g，川芎25g，鸡血藤30g，桃仁20g，红花25g。每日1剂，水煎服。

服药2周后，患者睡眠较前略有改善，每日睡眠时间增至2~3小时，头晕症状基本缓解，心烦易怒症状改善，仍有四肢末端麻木感。于世家教授在上方基础上去丹皮、栀子，将珍珠母减至50g。

续服14剂，患者睡眠进一步改善，每日睡眠时间可达4~5小时，四肢末端麻木感较前略减轻。

原方续服1个月，失眠症状基本消失。

随访2个月，未见复发。

| 第二节 甲状腺疾病

一、亚急性甲状腺炎

1. 病因病机

于世家教授认为亚急性甲状腺炎的病机为热毒瘀结，不通则痛，治以清热解毒、活血祛瘀、理气消肿法。有鉴于亚急性甲状腺炎患者多表现为发热、咽喉痛、甲状腺肿大、局限性压痛、颈前有憋闷感等症状，于世家教授认为其病因多为热毒、气滞、血瘀、痰凝，故治以清热解毒、活血祛瘀、理气消肿。

2. 辨治经验

亚急性甲状腺炎方的主药有金银花、连翘、皂角刺、穿山龙、蒲公英、紫花地丁、陈皮、黄芩、丹参、炙甘草。方中金银花、连翘、穿山龙、黄芩为主药，以清热解毒祛湿；蒲公英、紫花地丁、丹参活血解毒、消肿化瘀；陈皮理气化痰；炙甘草调和诸药。金银花，又叫双花，《本经逢原》中提到："金银花，解毒去脓……痈疽溃后之圣药。"《医学衷中参西录》中谓："连翘，具升浮宣散之力，流通气血，治十二经血凝气聚，为疮家要药。"《名医别录》中云黄芩"疗痰热"。《药性本草》云其"可解热毒"。穿山龙为方中主药，有祛风除湿、活血通络、凉血消痈的功效，于世家教授临床多重用至50～60g。蒲公英、紫花地丁均有清热解毒、活血凉血消痈之功效，前者还有利湿通淋的作用。现代药理研究显示，金银花、连翘、皂角刺、穿山龙有抗炎、抗菌、抗病毒的作用；穿山龙有抗甲状腺肿，降低T_3、T_4的作用，这与其含有多种甾体皂苷，可在机体内转化为甾体激素，影响甲状腺激素的合成与释放有关，还有明显的消炎、镇痛作用；延胡索的镇痛、镇静、催眠、安定作用均很显著；板蓝根、大青叶有确切的抗病毒作用，可增强机体防御功能。

于世家教授以此方为基础，临证时加减应用。如热毒重时，加重金银花、连翘、黄芩用量以清热解毒；肿痛甚时，加重蒲公英、紫花地丁以凉血消痈，加白茅根以配合丹参凉血活血消痈；有喘憋、胸闷感时，加重陈皮用量，另加延胡索以增强理气活血的功效；热毒痰瘀日久，易伤血耗阴，可重用当归以补血活血。

● **验案举隅** ●

案一

患者，女，40岁。因"颈前疼痛7天"于2011年

于世家篇 ❀ 第三章 于世家教授专病论治

151

6月来诊。

患者半年前曾因颈痛伴心悸、出汗被外院诊为"亚急性甲状腺炎"，曾服泼尼松1个月，6片/天，治愈。1周前患者又出现左侧颈前疼痛来院就诊。

查体：左侧甲状腺有触痛。舌质红，薄黄苔，脉细。

理化检查：促甲状腺素（TSH）0.019mU/L，游离三碘甲腺原氨酸（FT_3）5.99pmol/L，游离四碘甲腺原氨酸（FT_4）25.59pmol/L，^{131}I摄取率正常。

中医诊断：瘿痛。

西医诊断：亚急性甲状腺炎。

治法：清热解毒，活血祛瘀，消肿止痛。

处方：金银花30g，连翘30g，蒲公英20g，紫花地丁20g，皂角刺30g，穿山龙50g，丹参20g。

服上方6剂后，患者疼痛明显缓解，相关指标明显改善。但患者新出现干咳症状，故在原方基础上加紫菀15g，前胡15g，百部25g。服用10剂后干咳症状消失，颈前仍有少许疼痛，故遵初诊原方继服，1周后痊愈。

案二

患者，女，38岁。于2011年6月来就诊。

患者于1个月前发病，左颈前疼痛伴发热，时轻时重。

查体：左侧甲状腺约1.5cm×1.5cm大小，压痛

（+）。

理化检查：甲状腺彩超示：甲状腺左叶 19.5cm×18.6mm；甲状腺右叶 15.5mm×15mm。超声诊断：甲状腺左叶增大，伴弱回声改变。甲状腺功能检查示：促甲状腺素（TSH）0.514mU/L，游离三碘甲腺原氨酸（FT$_3$）6.43pmol/L，游离四碘甲腺原氨酸（FT$_4$）19.77pmol/L，甲状腺过氧化物酶抗体（TPO-Ab）36.37nmol/L，甲状腺球蛋白抗体（TGAb）36.37U/mL。

中医诊断：瘿痈。

西医诊断：亚急性甲状腺炎。

治法：清热解毒，活血祛瘀，消肿止痛。

处方：金银花 30g，连翘 30g，皂角刺 20g，丹参 20g，穿山龙 50g，炙甘草 10g，石膏 30g。

配合院内制剂水调散，适量外敷。服上药 6 剂加外敷后，患者颈前疼痛明显好转后停水调散并嘱其继续服用原方 6 剂，1 周后愈。

按语：亚急性甲状腺炎多为热毒郁结为主，伴气滞、痰凝、血瘀。这类患者在发作期当以苦寒之品清解热毒，苦辛之味以凉血活血，疏散郁结之气，佐以炙甘草以缓和药性。必要时辅以清热解毒之剂外敷，内外并治，以有效地控制病情。

二、甲状腺功能减退症

1. 病因病机

甲状腺功能减退症（以下简称"甲减"）是甲状腺合成、分泌甲状腺激素减少或生理效应不足而引起的以基础代谢率降低为特征的一类内分泌疾病。

甲减在中医学中并无相对应的病名，根据甲减临床表现为元气亏乏、气血不足、脏腑虚损、夹痰夹瘀等证候，多将其归为"虚劳""水肿"，亦可见于"心悸""胸痹"之中。于世家教授认为甲减的病机关键在于脾肾阳虚、命门火衰，尤以肾阳不足为核心；认为病位主要在肾、脾、心；并据多年临床经验，将甲减辨证分为脾肾阳虚证合心肾阳虚证。由此可见，甲减病久又可因虚致实，形成水湿、瘀血等，虚实夹杂，缠绵不愈。

2. 辨治经验

于世家教授根据本病发病的症状特点、病情变化等要点，将本病辨证分为脾肾阳虚及心肾阳虚两型，以前者居多。

（1）脾肾阳虚

多见周身乏力、面色无华、畏寒、少言、健忘、困倦、皮肤干燥粗糙多屑、反应迟钝、便秘、舌淡或伴边有齿痕、苔白、脉细弱等表现。治以补益脾肾、温阳益气。多用右归丸合补中益气汤加减。

右归丸是治疗肾阳不足、命门火衰的常用方，药用肉桂、熟地黄、鹿角胶、山药、山茱萸、枸杞子、菟丝子、当归、杜仲等。方中熟地黄，味甘，性微温，归肝、肾经，可补精益髓、养血滋阴，重用滋补肾阴以助阳；肉桂，味辛，性热，归心、肾、脾经，有温肾助阳散寒之功；鹿角胶为血肉有情之品，补肾而温督脉，生精血而强筋骨，与肉桂合用，温补肾阳、填精补髓，与熟地黄合用，有温阳补血之特长、刚柔相济之妙用；山药、山茱萸、枸杞子滋养肝肾而涩精；菟丝子温补肾阳；当归、杜仲养血强筋，为本方辅佐。诸药合用，共奏温补元阳之功效。配合补中益气汤中白术、人参等补益脾气之品，共奏补益脾肾、温阳益气之功。

于世家教授治疗此型甲减，方中善用肉苁蓉、巴戟天、仙茅、菟丝子、补骨脂等温肾助阳的药物。因肾阳为一身阳气之根本，温补肾阳为治疗之重。《内经》有"善补阳者，必于阴中求阳"，故加用枸杞子、黄精、女贞子等滋阴之品，以达"阴中求阳"的目的，使"阳得阴助则生化无穷"。

（2）心肾阳虚型

多见形寒肢冷、胸闷气短、心悸怔忡、尿少身肿、身倦欲寐、唇甲青紫、舌淡暗苔白、脉沉等症。多因肾阳虚衰，不能温煦心阳，致阴寒内盛，血行不畅，水湿停留。于世家教授主张此时应以温补心肾之阳气、利水消肿为主，用真武汤加减治疗。

方药选择上除温肾助阳之品外，多用麦冬、炙甘草以益气复脉。真武汤中附子温肾助阳以化气行水，兼暖脾土以温运水湿；茯苓、白术健脾利湿，淡渗利水；桂枝温通心阳；生姜温阳祛寒。全方共奏温通心肾、强心利水之效。便秘较重者，重用肉苁蓉，用量可达35～40g，不仅可以增强肾上腺释放皮质激素，还可调节大肠、小肠运动，以达通便之功。全身浮肿甚者，加车前子、葶苈子、泽泻等以泻肺利水消肿，一般不用峻泻之甘遂、芫花之类。心率慢、脉迟者，可用麻黄附子细辛汤；若脉迟不复，可用参附汤、生脉散鼓舞心阳。

于世家教授强调甲状腺激素的替代治疗在本病的治疗中是必不可少的，且应终身替代治疗。应用左甲状腺素片治疗时应从小剂量开始，特别是老年合并心脏病的患者，起始剂量为每日12.5μg，以防心肌和全身组织耗氧量增加，导致心肌供血不足，反而容易诱发心绞痛。对于不需左甲状腺素片补充治疗的亚临床甲减的患者，于世家教授多运用中药治疗，效果亦佳。

● **验案举隅** ●

案一

李某，女，44岁。因"倦怠乏力5年，加重1个月"来诊。

患者5年前无明显诱因出现倦怠乏力，于外院查甲状腺功能示FT_3、FT_4（具体数值不详）低于正常值，诊为"甲减"，应用左甲状腺素片50 μg，每日1次，口服，症状好转。3个月前，患者自行停药，乏力症状加重，遂来就诊。患者20年前因急性阑尾炎于外院行阑尾切除术。18年前于外院行剖宫产手术。月经正常。

刻下症见：倦怠乏力，畏寒，腰酸，脱发，记忆力减退，皮肤粗糙，便秘。

查体：脉搏66次/分，血压110/75mmhg，呼吸20次/分，神清，面色无华，形体肥胖，舌淡苔白，脉细弱。双侧甲状腺不大，右下腹及脐下可见两条长7～8cm的术后瘢痕，一期愈合，余均（－）。

理化检查：甲状腺功能检查：FT_3 3.96pmol/L（参考范围：3.6～6.0pmol/L），FT_4 4.21pmol/L（参考范围：9.0～22.5pmol/L），TSH 67.36 μU/mL（参考范围：0.34～5.6 μU/mL）。甲状腺彩超：双侧甲状腺小。

中医诊断：虚劳（脾肾阳虚）。

西医诊断：甲状腺功能减退症。

治法：补益脾肾，温阳益气。

处方：仙茅 15g，菟丝子 15g，淫羊藿 15g，补骨脂 15g，吴茱萸 15g，女贞子 15g，枸杞子 15g，茯苓 15g，山药 20g，五味子 15g。每日 1 剂，口服。

西药予左甲状腺素片 37.5μg，每日 1 次，口服。

1 周后患者症状缓解，但仍乏力、便秘。复查甲状腺功能：FT_3 4.47pmol/L，FT_4 5.46pmol/L，TSH 56.67μU/mL。前方加黄芪 20g，肉苁蓉 35g，以增强益气润肠通便之功；将左甲状腺素片量加至 50μg，每日 1 次。

随诊中复查甲状腺功能：FT_3 10.82pmol/L，FT_4 20.76pmol/L，TSH 5.67μU/mL。调整左甲状腺素片量至 37.5μg，每日一次，口服，维持治疗，停服中药汤剂。患者病情未出现反复。

按语： 本案患者为典型的脾肾阳虚型虚劳，运用补益脾肾、温阳益气之中药汤剂配合甲状腺激素替代治疗，故甲减患者症状迅速改善。此患存在较为顽固的便秘症状，故在治疗中于世家教授重用肉苁蓉至 35g，不仅可以温补肾阳，还可润肠通便，疗效显著。

案二

夏某，女，41 岁。因"乏力伴反复发作性心前区不适 5 年，加重 1 天"来诊。

患者 5 年前无明显诱因出现乏力、心前区不适，未予重视。近日症状加重，遂来就诊。既往无高血压病、心脏病病史。月经量少，色、质正常。

刻下症见：心前区不适，乏力，头晕，厌食，颜面浮肿，畏寒肢冷，嗜睡，脱发，声哑。

查体：体温 36℃，呼吸 20 次 / 分，血压 120/65mmHg，心率 68 次 / 分，面色㿠白，舌质暗，苔白，脉沉细。双侧甲状腺 I 度肿大，肺部无湿啰音，心音低钝，无心包摩擦音，心律齐，双下肢水肿，余均（-）。

理化检查：心电图：肢导联低电压，$V_1 \sim V_6 T$ 波倒置。超声心动图：未见异常。胸部 X 线片：心影形态、大小正常。头部 CT：未见异常。甲状腺功能检查：FT_3 1.84pmol/L，FT_4 0.4pmol/L，TSH > 100μU/mL。甲状腺彩超：甲状腺弥漫性肿大伴纤维化，符合甲减改变。

中医诊断：虚劳；胸痹（心肾阳虚）。

西医诊断：甲状腺功能减退症，甲减性心脏病。

治法：温补心肾，利水消肿。

处方：附子 6g，肉桂 15g，白术 15g，干姜 10g，茯苓 15g，猪苓 15g，桂枝 9g，薤白 10g，延胡索 15g，杜仲 12g，麦冬 15g，丹参 15g。每日 1 剂，口服。

另予左甲状腺素片 25μg，每日 1 次，口服；不间断低流量吸氧；硝酸异山梨酯片 10mg，每日 3 次，口服。

服药 3 天后，患者症状改善，续服前方。

服药 10 天后复查：甲状腺功能检查：FT_3 2.42pmol/L，FT_4 2.20pmol/L，TSH 99.64 μU/mL。心电图示：肢导联低电压，$V_4 \sim V_6 T$ 波低平。将左甲状腺素片调整至 37.5 μg，每日 1 次，口服。

服药 1 周后，患者症状明显改善。

后于随诊中根据其甲状腺功能水平，逐渐调整左甲状腺素片用量至 50 μg，每日 1 次，口服，维持治疗，后未复发。

按语：病久肾阳亏虚，"肾命不能蒸运，心阳鼓动无能"，则形成心肾阳衰，阳虚而阴寒内盛，血行迟滞而形成瘀血；阳气虚，不能化气行水而水湿潴留，可见心悸怔忡、尿少身肿等。此患病程较长，初起症状不明显，未引起重视。出现心血管并发症后，患者以心前区不适而来诊。在治疗中，于世家教授尤其注意甲状腺激素替代治疗药物的剂量问题，应用左甲状腺素片从 25 μg/d 慎重起步，调整用药期间密切注意患者的病情变化，在可其耐受的前提下根据甲状腺功能检查结果调整其剂量，同时结合中医辨证施治，予温补心肾、利水消肿之中药汤剂，不仅可以时改善甲减的症状、提高患者的生存质量，对减少病情反复也有一定的辅助作用。

三、甲状腺功能亢进症

1. 病因病机

甲状腺功能亢进症属中医学"瘿病""瘿瘤"范畴。情志内伤为本病的主要病因，而气滞、血瘀、痰阻是其主要病理变化，故历代医家在治疗上常以行气导滞、活血化瘀、化痰祛阻为主。

于世家教授根据甲状腺功能亢进症的临床表现及舌脉等征象，将其辨证分为肝肾阴虚火旺证和心肝阴虚证两型，临床上以前者多见。

（1）肝肾阴虚火旺证

起病较急，烦躁易怒，面赤身热，恶热汗出，口干口苦，舌红苔薄黄，脉弦数。此类患者临床多见，多因于痰气郁结化火，或肝气郁结化火，火热耗伤阴精，而致阴虚火旺。

（2）心肝阴虚证

起病较缓，心悸不宁，心烦盗汗，目干目眩，偶伴倦怠乏力，舌红少苔或无苔，脉细数无力。

无论肝肾阴虚火旺证还是心肝阴虚证，都有两组相同的症状表现：其一为失眠不寐，与虚火扰心，或心阴亏虚，心失所养有关；其二为手指、舌体颤动，此为虚火化风或阴虚日久生风所致。

2. 辨治经验

（1）辨证治验

于世家教授根据《内经》"谨守病机，各司其属"之旨，对肝肾阴虚火旺证的治疗以"壮水之主，以制阳光"，即滋阴降火为主，兼以镇静安神。方药配伍上于世家教授常选知母、黄柏、玄参、女贞子、菟丝子、枸杞子、山茱萸、黄精及丹参。于世家教授认为知母、黄柏的剂量一般控制在15g即可，热象明显者可酌加用量，但不要超过25g。因甲状腺功能亢进症患者多有腹泻症状，重用寒凉之品，虽可明显减轻热象，但也有损伤脾胃、加重腹泻之弊，故而主张黄精剂量为50g，重用可达60g，即使最少也需用至30g，这样才能体现出补肾阴的重要性；而玄参不仅能养阴，尚能"散瘿瘤瘰疬"（《药性论》）。因"善补阴者，必于阳中求阴"，所以于世家教授的方中又常见一味菟丝子，他认为甲状腺功能亢进症属自身免疫性疾病，故常选用具有免疫调节作用的女贞子、丹参，且有报道指出丹参还有使cAMP减少和降T_3、T_4的作用。而心肝阴虚证的治疗当以滋养阴精为主，方药选择上与肝肾阴虚火旺证大致相同。

此外，见失眠不寐者，应配伍酸枣仁、夜交藤以滋阴养心安神；有手指、舌体颤动者，需加用珍珠母、天麻及钩藤等息风之品。于世家教授对后三味药比较偏爱，认为此三药配伍除息风外，还可增加镇静安神的之效，且相较于龙骨、牡蛎二味，珍珠母煎煮后获得的有效成分更多，更易获效。于世家教授处方时珍珠母多用至50g，重用时可达60g；天麻可用25g，重用可达30～40g。

初诊甲状腺功能亢进症患者，往往症状表现明显，其常见主诉为心慌、失眠、消瘦、多汗、烦躁，症状较重者可影响生活质量。于世家教授认为，此时为应用中药治疗的最佳时机，即在治疗开始的前两周要中西药并举。西药治疗上应用抗甲状腺药物（ATD），但初始治疗阶段单用西药并不能达到立刻缓解症状的目的，很多患者仍会因明显的不适而影响生活质量。如果能在此时配合应用中药，则可明显缩短症状消失所需要的时间，改善其生活质量。但同时，于世家教授也指出，中药的应用并非需要贯穿治疗全程，要审时度势，只要症状缓解即可停用中药，这样既可减少因煎煮药物给患者带来的不便，又可增加治疗的依从性。

中药治疗甲状腺疾病在历代古籍中均有较多记载，但这类药治"消瘿"仅适用于单纯性甲状腺肿、结节性甲状腺肿、甲状腺腺瘤等虽有甲状腺肿大却无甲状腺功能亢进的表现者。于世家教授认为，此类药物虽有软坚散结的作用，但因其富含合成甲状腺素的原料碘，可使病情加重或复发，故原则上不用。

（2）西药治疗的一点体会

甲状腺功能亢进症的西医内科治疗提倡规范、全程，于世家教授认为这是很有必要的，并常告诫学生：西药治疗必须贯穿始终，不可因中药可快速改善症状为由而舍弃西药，更不能在治疗过程中随意停用西药，抗甲状腺药物的应用必须是全程的。

甲状腺功能亢进症是一种自身免疫性疾病，于世家教授认为其治疗可以选用激素，尤其是对出现白细胞减少者，应当首选糖皮质激素，但要小量、短程应用。甲状腺功能亢进症伴白细胞减少的机制包括甲状腺功能亢进症本身和应用抗甲状腺药物（ATD）治疗后，但无论何种机制，随激素的应用，白细胞都会上升，甲状腺功能亢进症的症状也会得到一定程度的控制，且在此基础上所需的 ATD 剂量也小。笔者跟随于世家教授出诊期间，曾见教授用激素治愈一例 ATD 治疗后白细胞减少的女患者。该患者 2006 年 9 月 26 日初诊，自诉曾于外院住院接受 ATD 治疗，治疗前白细胞 7.2×10^9/L，治疗 2 周后白细胞降至 2.9×10^9/L。此后出院停药来诊。于本院查白细胞 5.1×10^9/L，遂予泼尼松 5mg，每日 3 次，口服；倍他乐克 50mg，每日 2 次，口服。1 周后，查白细胞 5.5×10^9/L，仅将泼尼松改为 10mg，每日 1 次，口服。又 1 周后，查白细胞 7.2×10^9/L，药物原量续服，同时予丙基硫氧嘧啶（PTU）0.05g，每日3次，口服。此后 2 周 PTU 用量加至 0.2g，每日 1 次，口服。至 2006 年 11 月 16 日，期间监测血常规，未见明显变化，予停用泼尼松，倍他乐克剂量减半，PTU 仍为 0.2g，每日 1 次，口服。此后未见血常规异常。于世家教授认为，激素相对本病的疗效，与从白细胞下降到接受激素治疗的时间有关，此期间隔越小，疗效越明显。本例患者间隔期小，所以收效快。

● **验案举隅** ●

郭某，男，19 岁，工人。因"颈部肿大 1 年，加重伴心悸 3 个月"于 2005 年 10 月 25 日来诊。

患者 1 年前于外院诊断为"甲状腺功能亢进症"，但未系统治疗。近 3 个月，颈部肿大症状加重，并伴明显心悸，故到本院就诊。

刻下症见：颈部肿大，心悸，汗出恶热，消瘦，多食易饥，便溏。

查体：舌红，苔薄黄，脉弦细数。双侧甲状腺 II 度肿大，质软，未触及结节，无血管音，双手震颤（＋）。

理化检查：甲状腺功能检查：FT_3 45.01pmol/L（参考范围：3.6 ~ 6.0pmol/L），FT_4 74.27pmol/L（参考范围：9.0 ~ 22.5pmol/L），TSH 0.03μU/mL（参考范围：0.34 ~ 5.6μU/mL）。甲状腺彩超：双侧甲状腺弥漫性肿大，伴双侧多发结节。

中医诊断：瘿病。

西医诊断：Graves病；双侧甲状腺多发结节。

治法：滋阴降火。

处方：知母20g，黄柏20g，玄参20g，女贞子20g，菟丝子20g，枸杞子15g，山茱萸30g，黄精30g，丹参20g。每日1剂，水煎服。

同时予PTU 0.1g，每日3次，口服。

二诊：患者症状明显缓解。甲状腺功能检查：FT_3 22.42pmol/L，FT_4 24.59pmol/L，TSH 0.03 μU/mL。嘱予PTU原量续服。

三诊：2周后患者自诉上述不适已完全消失。治疗至2006年5月9日时，甲状腺功能检查：FT_3 7.48pmol/L，FT_4 6.88pmol/L，TSH 0.02 μU/mL。PTU用量为早、午各0.1g，晚0.05g，口服。此后患者自行停药，并开始服用从郑州购得的"中成药"，未再来诊。

2006年8月29日，患者因症状复发来诊，查甲状腺功能：FT_3 33.92pmol/L，FT_4 33.79pmol/L，TSH 0.001 μU/mL。再次接受前述治疗方案，至2006年10月10日，查甲状腺功能：FT_3 16.34pmol/L，FT_4 27.73pmol/L，TSH 0.03 μU/mL。症状明显改善。

第三节　高尿酸血症及痛风

一、高尿酸血症

1. 病因病机

于世家教授认为高尿酸血症多与后天饮食不节，恣食肥甘，损伤脾胃相关。脾为后天之本，主运化，脾胃运化失司，水湿不化，则湿浊内生，留滞不去，酿生浊毒、瘀血，凝滞于筋脉、关节，日久内舍脏腑，而见相应证候。正如《景岳全书·湿证》所云：“湿从内生者，由水不化气，阴不从阳而然也，悉由脾肾之亏败。”湿热浊毒内盛为高尿酸血症的发病关键，瘀血内阻贯穿疾病始终。高尿酸血症病程较长，迁延难愈。于世家教授结合中医“久病必瘀、久病入络”的理论，究其产生根源，多归结于脾肾气虚，运血无力；或脾胃升降失常，气机阻滞，气不行血，终致血瘀。瘀血作为一种病理产物，同时又是本病发生的一个致病因素。高尿酸血症引起痛风时多具有痛处固定、疼痛剧烈如刀割、拒按、入夜尤甚等特点，与瘀血致病的特点相符；同时临床上亦发现，多数高尿酸血症患者存在舌质紫暗，甚则有瘀点瘀斑等情况。

2. 辨治经验

高尿酸血症是与生活方式密切相关的内分泌代谢性疾病。摄入高嘌呤食物过多，或大量饮酒（尤其大量饮用啤酒）超出人体对尿酸的排泄能力，容易引起高尿酸血症。正由于高尿酸血症与饮食关系密切，因而于世家教授指出，对高尿酸血症患者建议长期低嘌呤饮食，应避免饮用啤酒等富含嘌呤的饮料，鼓励多摄入新鲜蔬菜、水果等碱性食物以利于尿液碱化，同时保证每日尿量在2000mL左右，以促进尿酸排泄。

随着现代医学对高尿酸血症研究的不断深入，很多疾病被发现与血尿酸水平密切相关，对于血尿酸的控制已经成为内分泌代谢疾病治疗的一项重要内容。于世家教授认为，高尿酸血症患者湿、热、浊、瘀固然存在，然脾肾亏虚亦较为明显，属本虚与标实共存。于世家教授尤其强调在高尿酸血症的治疗中，中药的作用是促进尿酸排泄，而非抑制尿酸生成。

于世家教授对于高尿酸血症的治疗以利水渗湿、健脾补肾主，兼以活血化瘀，标本同治为原则，自创尿酸平方。方中萆薢利湿泄浊；苍术燥湿健脾；泽泻、车前子利水渗湿，使湿浊之邪从小便而去。临床上高尿酸血症患者，大多湿热与血瘀共存，故方中加丹参、赤芍，取其微寒之性可清热，同时亦可活血化瘀。于世家教授在祛瘀同时时刻不忘扶助正气，方中用黄芪甘温补中、行气利水；薏苡仁渗湿健脾，标本兼顾。尿酸平方旨在利水渗湿，促进尿酸排泄，益气扶正以利行水，久病不忘祛瘀，将活血化瘀贯穿于治疗始终。

下面对于世家教授自拟方"尿酸平"的药物组成进行简要分析：

君药：萆薢、苍术。

萆薢，味苦，性平，入肾、胃经，主要功效为利湿浊、祛风湿。《本草纲目》曰："萆薢，足阳明、厥阴经药也。厥阴主筋属风，阳明主肉属湿，萆薢之功，长于去风湿。"《药品化义》云："萆薢，性味淡薄，长于渗湿，带苦亦能降下。"《本草正义》载："萆薢，性能流通脉络而利筋骨……虽微苦能泄，而质轻气清，色味皆淡，则清热理湿，多入气分，少入血分。"萆薢善利湿而分清化浊，亦能祛风除湿、通络止痛，故对于高尿酸血症之湿浊内盛，乃至痛风之关节痹痛、筋脉屈伸不利均宜。

苍术，味辛、苦，性温，入脾、胃经，主要功效为燥湿健脾、祛风散寒。《本草纲目》云："苍术治湿，上下部皆可用……上部湿，苍术功烈；下部湿，宜升麻提之。"《药品化义》曰："苍术，味主辛散，性温而燥，燥可去湿，专入脾胃……统治三部之湿。若湿在上焦，易生湿痰，以此燥湿行痰；湿在中焦，滞气作泻，以此宽中健脾；湿在下部，足膝痿软，以此同黄柏治痿，能令足膝有力。"本品辛温苦燥而利湿浊，辛香健脾而和脾胃，脾胃运化水湿功能正常，则更利于祛湿，故苍术为燥湿健脾之要药。本品辛香燥烈，善于宣发肌腠，进而祛肌表之风寒表邪，使经络、肢体湿邪从表而解。

臣药：泽泻、车前子。

泽泻，味甘，性寒，归肾、膀胱经，具有利水消肿、渗湿泄热之功。《本草正义》载："泽泻，最善渗泄水道，专能通行小便。"《本草纲目》谓："泽泻，气平，味甘而淡。淡能渗泄，气味俱薄，所以利水而泄下。脾胃有湿热……泽泻渗去其湿，则热亦随去。"《本草衍义》云："泽泻，其功长于行水。"由此可见，泽泻能够通水道、渗湿浊，为利水渗湿之要药，可渗利膀胱水湿、清泄肾浊，使湿浊外泄。水湿内停日久，蕴而化热，进而出现湿热互结之证。泽泻味甘，性寒，利水渗湿的同时亦能泄热，从而使湿热浊毒得以排出。但《本草蒙筌》又有"泽泻多服，虽则目昏……小便利，肾气虚，故目昏"之记载，故利湿之品不宜久服。临床运用泽泻时，也应注意避免长期服用。

车前子，味甘，微寒，入肾、膀胱经，具有利尿通淋、渗湿止泻、明目、祛痰之功。《药品化义》谓："车前子，子主下降，味淡入脾，渗热下行……盖水道利则清浊分，脾斯健矣。"《医林纂要》有"车前子，功用似泽泻，但彼专去肾之邪水，此则兼去脾之积湿……然要之，行水去妄热，是其所长，能治湿痹五淋"的记载。因车前子善于渗利水湿，且微寒清热，能使湿热之邪从小便而去，则郁热得清，浊邪得去，而清阳自升。

佐药：丹参、赤芍、黄芪。

丹参，味苦，微寒，归心、心包、肝经，具有活血调经、祛瘀止痛、凉血消痈、除烦安神之功。《本草便读》云："丹参，功同四物，能祛瘀以生新，善疗风而散结，性平和而走血……味甘苦以调经，不过专通营分。丹参虽有参名，但补血之力不足，活血之力有余，为调理血分之首药。其所以疗风痹去结积者，亦血行风自灭，血行则积自行耳。"《本草汇言》曰："丹参，善治血分，去滞生新，调经顺脉之药也。"丹参为通行血脉、祛瘀生新之要药。高尿酸血症日久可出现瘀血阻滞之证，用丹参可收到活血通经、祛瘀生新之功。

赤芍，酸苦，微寒，入肝经，具有清热凉血、散瘀止痛之功。《药品化义》记载："赤芍，味苦能泻，带酸入肝，专泻肝火……以其能主降，善行血滞……以其性禀寒，能解热烦，祛内停之湿，利水通便。"《本经逢原》云："赤芍药性专下气，故止痛不减当归。苏恭以为赤者利小便、下气，白者止痛和血……其主寒热疝瘕者，善行血中之滞也，故有瘀血留著作痛者宜之。"赤芍活血同时，善泄血分郁热。本病病机为湿热、浊毒、瘀血互结为患，故赤芍能够清血分郁热，散留着之瘀血。

黄芪，味甘，微温，归脾、肺经，具有健脾补中、升阳举陷、益卫固表、利尿、托毒生肌之功效。《医学衷中参西录》云："（黄芪）能补气，兼能升气，善治胸中大气下陷。"《本草正义》曰："黄耆，入肺补气，入表实卫，为补气诸药之最，是以有耆之称。"《本草正义》曰："黄耆，补益中土，温养脾胃。"由上述古代文献可知，黄芪健脾益气之功卓著。本方以黄芪补益脾肾之气，脾气健旺，则运化水湿之力增强，水湿痰浊自消；肾气充盛，则膀胱气化功能正常。黄芪不仅能够健脾益气，还能利尿消肿，使邪有出路，湿浊之邪随小便而去。

使药：薏苡仁。

薏苡仁，味甘、淡，性凉，入脾、肾、肺经，具有利水消肿、健脾渗湿、除痹、清热排脓之功。《本草纲目》云："薏苡仁，阳明药也，能健脾益胃。虚则补其母，故肺痿、肺痈用之。筋骨之病，以治阳明为本，故拘挛筋急、风痹者用之。土能胜水除湿，故泄泻、水肿用之。"《本草正》曰："味甘淡，气微凉，性微降而渗，故能去湿利水，以其去湿，故能利关节，除脚气……以其性凉，故能清热。"方中用薏苡仁取其利水渗湿，兼以健脾之功效，标本兼顾，临床收到良好疗效。

● 验案举隅 ●

张某，男，36 岁。因"乏力、纳差、便溏半年"于 2015 年 10 月 13 日来诊。

患者半年前出现乏力、纳差、便溏等症，辗转国内多家医院进行全面身体检查，仅血尿酸水平增高，余无异常，未曾有痛风发作。患者平素嗜食肥甘厚味，喜饮酒，小便黄赤，大便干结。

刻下症见：形体肥胖，乏力，纳差，便溏。

查体：舌质紫暗，苔黄腻，脉滑略数。

理化检查：血尿酸 567mmol/L，肌酐 56mmol/L；尿常规正常；双肾输尿管、膀胱、前列腺彩超检查：未见异常。

辨证：脾肾亏虚，湿热浊瘀之证。

治法：清利湿热，益气活血。

处方：绵萆薢 25g，苍术 25g，泽泻 30g，薏苡仁 30g，猪苓 30g，车前子 30g，黄芪 50g，赤芍 20g，丹参 20g。14 剂，每日 1 剂，水煎分 3 次服。

10 月 27 日复诊：自诉乏力、纳差、便溏等症明显好转，舌质暗红，苔薄黄，脉滑。复查血尿酸 383mmol/L。

随访 3 个月，自诉无明显不适症状，血尿酸维持在 300 ～ 400mmol/L。

按语：本案患者平素嗜食肥甘厚味，损伤脾胃，脾胃运化失司，湿浊内生，蕴久化热，而致湿热互结，病程迁延，久病致瘀，故而见脾气亏虚、湿热内生、瘀血阻滞之证。于世家教授治以尿酸平方，使脾运得健、湿热得清、瘀血得散，标本兼顾，疗效甚佳。

二、痛风

1. 病因病机

痛风是由于嘌呤代谢紊乱和（或）尿酸排泄障碍所致的一组临床症候群。临床上以高尿酸血症为主要特征，表现为反复发作的关节炎、痛风石形成和关节畸形，严重者可导致骨关节病变和关节活动障碍与畸形，累及肾脏者可引起慢性间质性肾炎和尿酸性肾石病。中医对于痛风的认识，多归属于"痹证""痛风""历节"的范畴。

于世家教授认为，本病的发生与先天禀赋及后天调养密切相关。脾肾亏虚，水湿不化，日久则酿湿生热，导致湿热内生。现代医学对痛风病遗传的流行病学研究表明，原发性痛风患者中10%~25%有痛风病家族史；部分患者由于先天基因异常，造成相关酶类及分子缺陷，从而导致体内尿酸产生过多或肾脏清除减少而发生痛风。痛风后天因素多因患者饮食不节，过食肥甘厚味及醇酒炙煿，损伤脾胃，导致脾胃虚弱，水湿不化，湿浊内生，湿浊久滞筋脉、关节，郁而化热，而见骨节红肿疼痛，甚至畸形、溃破。临床上也确实可以观察到，过食高嘌呤、高脂肪、高蛋白食物，或喜饮酒及肥胖痰湿胜者，多发此病。

2. 辨治经验

于世家教授根据痛风的病程及临床特点，将本病分为急性痛风性关节炎发作期、慢性期（或间歇期）进行辨证施治。

（1）湿热痹阻证（急性痛风性关节炎发作期）

本型多属湿热毒邪下注，停于局部关节。临床表现为关节疼痛，局部灼热红肿，痛不可触，得冷则舒，常伴有发热、恶风、口渴、烦躁等全身症状。舌质红或绛，苔黄或黄腻，脉弦滑数。

治法：清热利湿，缓急止痛。

代表方：自拟痛风方。

常用药：穿山龙、延胡索以活血通络，止痛；黄柏、苍术祛湿浊；豨莶草、秦艽祛风胜湿；薏苡仁渗湿除痹，舒筋脉，缓拘挛；白芍、甘草缓急止痛；牛膝活血通经，引诸药下行；忍冬藤清热祛湿，通络。

本期关节红肿热痛明显，可配合辽宁中医药大学附属医院院内制剂水调散外敷。水调散主要成分为黄柏、煅石膏，具有清热解毒、消炎止痛之功效，对于关节红肿灼热、痛不可近者效果尤佳。

（2）痰瘀痹阻证（急性痛风性关节炎慢性期或间歇期）

本型多为痹证日久，肌肉关节刺痛，固定不移；或关节肌肤紫暗、肿胀，按之较硬，肢体顽麻或重着；或关节僵硬变形，屈伸不利，面色暗黧，眼睑浮肿；或胸闷多痰。舌质紫暗或有瘀斑，舌苔白腻，脉弦涩。

治法：化痰行瘀，蠲痹通络。

代表方：双合汤加减。

常用药：桃仁、红花、当归、川芎、白芍以活血化瘀，通络止痛；茯苓、半夏、陈皮、白芥子、竹沥、姜汁健脾化痰。

（3）肝肾亏虚证（急性痛风性关节炎慢性期或间歇期）

本证多为痹证日久不愈，关节屈伸不利，肌肉瘦削，腰膝酸软；或畏寒肢冷，阳痿，遗精；或骨蒸劳热，心烦口干。舌质淡红，舌苔薄白或少津，脉沉细弱或细数。

治法：培补肝肾，舒筋止痛。

代表方：独活寄生汤加减。

常用药：独活、防风、秦艽、细辛、肉桂祛风除湿，散寒止痛；人参、茯苓、甘草、当归、地黄、芍药补益气血；杜仲、牛膝、桑寄生补养肝肾。

临床就诊之病例，以急性痛风性关节炎发作，表现为湿热痹阻之证者最为多见。于世家教授深入研究湿热痹阻证之病因病机，结合现代药理研究，灵活运用中药，在临床实践中反复总结修正，最终研制出治疗急性痛风性关节炎（湿热痹阻证）之专方——痛风方，临床应用，效验颇丰。

下面对于世家教授自拟方"痛风方"的药物组成进行简要分析：

君药：穿山龙、延胡索。

穿山龙，味苦，性微寒，入肝、肾、肺经，具有祛风湿、活血通络、清肺化痰之功效。《东北药用植物志》载其："舒筋活血，治腰腿疼痛、筋骨麻木。"《陕西植药调查》谓其："制疟，止疼，消肿。"现代药理研究表明，穿山龙所含薯蓣皂苷具有明显镇痛、抗炎作用，能够抑制痛风性关节炎病理过程中炎症递质白介素 -1β（IL-1β）的分泌和白细胞的生成。本品味苦燥湿，微寒清热，对于痛风湿热痹阻证尤为适宜，同时具有镇痛、抗炎、抑制炎症反应的作用，能够改善急性痛风性关节炎的症状。于世家教授认为，穿山龙发挥镇痛、抑制炎症反应的作用时，用量不应低于 50g。

延胡索，味辛、苦，性温，入肝、脾、心经，具有活血、行气、止痛之功效。《本草纲目》云："延胡索，能行血中气滞，气中血滞，故专治一身上下诸痛，用之中的，妙不可言。盖延胡索活血行气，第一品药也。"现代药理研究显示，延胡索中含有生物碱20余种，主要有延胡索甲素、延胡索乙素、延胡索丙素等，其中延胡索乙素有显著的镇痛、催眠、镇静与安定作用。于世家教授认为，急性痛风性关节炎多为湿热痹阻，不通则痛。延胡索行气活血，气行则血行，通则不痛，加之其本身具有止痛之功，能够有效缓解疼痛。

臣药：苍术、黄柏、豨莶草、秦艽。

苍术，味辛、苦，性温。入脾、胃经，具有燥湿健脾、祛风散寒之功效。《药品化义》云："苍术，味主辛散，性温而燥，燥可去湿，专入脾胃……统治三部之湿，若湿在上焦，易生湿痰，以此燥湿行痰；湿在中焦，滞气作泻，以此宽中健脾；湿在下部，足膝痿软，以此同黄柏治痿，能令足膝有力。"于世家教授选取苍术，因其辛温苦燥而利湿浊，辛香健脾而和脾胃，脾胃运化水湿功能正常，则更利于祛湿，故苍术为燥湿健脾之要药。本品辛香燥烈，善于宣发肌腠，进而祛肌表之风寒，使经络、肢体湿邪从表而解。

黄柏，味苦，性寒，入肾、膀胱、大肠经，具有清热燥湿、泻火除蒸、解毒疗疮之功效。《别录》："疗惊气在皮间，肌肤热赤起，目热赤痛，口疮。"于世家教授认为，急性痛风性关节炎中医辨证多数湿热痹阻，黄柏性寒，制苍术之温性，二药合用能够清热、燥湿、除痹。

豨莶草，味辛、苦，性寒，入肝、肾经，具有祛风湿、利关节、解毒之功效。《本草经疏》曰其："祛风除湿，兼活血之要药。"现代药理研究证实，豨莶草有抗炎和较好的镇痛作用。

秦艽，味辛、苦，性平，入胃、肝、胆经，具有祛风湿、通络止痛、退虚热、清湿热之功效。《神农本草经》云："主寒热邪气，寒湿风痹，肢节痛，下水，利小便。"现代药理研究表明，秦艽具有镇静、镇痛、解热、抗炎的作用。

佐药：薏苡仁、白芍、甘草。

薏苡仁，味甘、淡，性凉，入脾、肾、肺经，具有利水消肿、健脾渗湿、除痹、清热排脓之功效。《本草纲目》云："薏苡仁，阳明药也，能健脾益胃。虚则补其母，故肺痿、肺痈用之。筋骨之病，以治阳明为本，故拘挛筋急、风痹者用之。土能胜水除湿，故泄泻、水肿用之。"于世家教授选用薏苡仁，取其利水渗湿，兼以健脾之功效。

白芍，味苦、酸，性微寒，入肝、脾经，具有养血敛阴、柔肝止痛、平抑肝阳之功效。《神农本草经》谓其："主邪气腹痛……止痛，利小便，益气。"现代药理研究指出，芍药中的主要成分芍药苷具有较好的解痉、镇痛作用。

甘草，味甘，性平，入心、肺、脾、胃经，具有补脾益气、祛痰止咳、缓急止痛、清热解毒、调和诸药之功效。现代药理研究证实，甘草具有糖皮质激素样作用，能够减轻急性痛风性关节炎的炎症反应。于世家教授选用芍药、甘草合用，取其酸甘化阴、缓急止痛之功。

使药：牛膝、忍冬藤。

牛膝，味苦、甘、酸，性平，入肝、肾经，具有活血通经、补肝肾、强筋骨、利水通淋、引血下行之功效。《神农本草经》谓其："主寒湿痿痹，四肢拘挛，膝痛不可屈伸。"现代药理研究证实，牛膝具有抗炎、镇痛作用，能提高机体免疫功能。于世家教授认为，急性痛风性关节炎多发生于下肢关节，牛膝除抗炎、镇痛外，还有引诸药下行之功。

忍冬藤，味甘，性寒，入肺、胃经，具有清热、解毒、通络之功效。《本草纲目》谓其："治一切风湿气及诸肿毒，痈疽疥癣，杨梅恶疮，散热解毒。"本品性寒能清热，且藤类药具有通络止痛之功。

于世家教授认为急性痛风性关节炎发作期患者关节疼痛剧烈，中医辨证多属于湿热痹阻证，根据中医传统理论，"急则治其标"，治以清热利湿，缓急止痛之法，自创痛风方。方中穿山龙、延胡索活血通络，止痛；黄柏、苍术祛湿浊；豨莶草、秦艽祛风胜湿；薏苡仁渗湿除痹，舒筋脉，缓拘挛；白芍、甘草缓急止痛；牛膝活血通经，引诸药下行；忍冬藤清热祛湿，通络。诸药合用，共奏清热利湿、缓急止痛之功。

● 验案举隅 ●

牛某，男，38岁。因"双足趾及双手指间关节红肿疼痛反复发作13年，加重3天"于2014年10月20日来诊。

患者13年前出现足趾及手指关节红肿疼痛，诊断为"急性痛风性关节炎"，曾间断口服别嘌醇、苯溴马隆等降尿酸药物，但痛风仍反复发作。2014年痛风发作5次。患者平素嗜食肥甘，喜饮酒。

刻下症见：形体肥胖，乏力，口苦，小便黄赤，大便干结。

查体：舌质紫暗，苔黄腻，脉滑。双手指间关节及双足大趾关节可见痛风石沉积，红肿拒按。

理化检查：血尿酸567mmol/L，肌酐56mmol/L；尿常规正常；双肾输尿管、膀胱、前列腺彩超检查：未见异常。

中医诊断：痹证（湿热痹）。

西医诊断：痛风。

治法：清热利湿，活血通络，缓急止痛。

处方：穿山龙50g，延胡索30g，苍术15g，黄柏15g，豨莶草15g，秦艽15g，薏苡仁25g，白芍30g，炙甘草10g，牛膝20g，忍冬藤20g。14剂，每日1剂，水煎分3次服。

二诊（2014年11月4日）：患者双手及双足趾关

节红肿疼痛基本消失，乏力，小便色黄，大便调，舌质红，苔黄，脉滑。理化检查：血尿酸 458mmol/L；肾功正常。患者二诊时，疼痛症状基本消失，乏力症状明显，予尿酸平方，继服 14 剂。

三诊（2014 年 11 月 18 日）：复查血尿酸 283mmol/L。服药过程中无痛风发作。

随访 3 个月，血尿酸维持在 300 ~ 400mmol/L，未再出现关节疼痛。

| 第四节　代谢综合征

代谢综合征（metabolic syndrome，MS）是指多种代谢异常簇集发生在同一个体的临床状态。这些代谢异常包括糖耐量减低、糖尿病、中心性肥胖、脂代谢紊乱、高血压等。中心性肥胖（腹型肥胖）被认为是代谢综合征发病的源头，而胰岛素抵抗则是代谢综合征的重要发病机制。

于世家教授主张中西医结合治疗代谢综合征，在合理饮食和运动的基础之上，中西医并用，以期全面控制各项代谢危险因素，尤其是对肥胖、糖尿病、高血压、高脂血症等基础病的防治。于世家教授认为代谢综合征中医病因病机多责之于先天禀赋不足、饮食不节、情志不遂、劳逸失调、中焦脾胃功能失常，加之肾气亏虚，气不行水，水湿不化，湿聚成痰所致，治疗当以利湿、祛痰、化浊为主；痰湿郁久，气机受阻，久必致瘀，此时当以活血化瘀为主。

1. 病因病机

本病多由先天禀赋不足，或后天调养不当、嗜食肥甘厚味等因素导致脾肾虚弱，脾虚水湿不化，肾虚不能主水，水谷精微不归正化，水反为湿，谷反为滞，而致痰湿瘀浊滋生，沉积皮下，形成肥胖。肥人多痰、多脂，聚湿生热，化燥伤阴，可发为消渴。

代谢综合征是多种代谢异常共同存在的一个疾病状态，多为脾肾亏虚，痰浊为患。其病程相对较长，根据传统中医理论可知"久病必瘀、久病入络"，痰浊不化，阻滞经络，血行不畅，而致瘀血内停。瘀血可使气血运行受阻，津液更加不布，一方面可使代谢综合征的各个病情加重，另一方面又可在其基础上产生许多新的并发症。

2. 辨治经验

增强运动和锻炼，特别是有氧运动能通过减少脂肪组织，有效改善糖类和脂类的代谢，维持能量平衡，进而防治代谢综合征。但于世家教授强调要注意运动的方式、强度和时间。患者应根据年龄、体重、有无原发病等制定个体化运动方案。于世家教授指出，当患者体重指数≥35kg/m²，为重度肥胖，建议行胃转流术进行减重治疗。代谢综合征中糖调节异常、血脂异常、高血压，以及肥胖皆与不健康的饮食习惯有关。因此，防治代谢综合征的另一个重要措施就是合理饮食，控制总热量摄入，注意饮食中碳水化合物、脂肪、蛋白质的比例，鼓励高纤维素饮食，限酒、戒烟，若存在高血压病患者还要注意低盐饮食。

于世家教授灵活运用中医理论，结合代谢综合征患者的临床表现，四诊合参，将本病分为痰湿阻滞证和痰瘀互结证。在治疗上，于世家教授主张针对水湿、痰浊、血瘀三个主要病机环节进行辨证施治。

（1）痰湿阻滞证

本证多表现为形体肥胖，嗜食肥甘厚味，头重昏蒙，肢体困倦，倦怠嗜卧，胸闷脘痞，痰多，呕恶，口干而不欲饮。舌质淡红，苔白或厚腻，脉濡滑。

于世家教授认为该证患者多因嗜食肥甘厚味，或者饮食无度，损伤脾胃，水不得化，聚而为湿，湿聚为水，积水成饮，饮凝为痰，而变生痰浊。治宜祛痰化浊，健脾利湿。故常用中药半夏辛温而性燥，尤善燥湿化痰，兼以辛散而消痞满。《珍珠囊补遗药性赋》谓半夏："消胸中痞、膈上痰，除胸寒，和胃气，燥脾湿。"天麻甘平柔润，善平肝息风而治眩晕，与半夏相伍化痰息风止眩，二药均为治疗风痰眩晕头痛之要药。李杲云："足太阴痰厥头痛，非半夏不能疗，眼黑头眩，风虚内作，非天麻不能除。"脾为生痰之源，故以白术健脾燥湿，茯苓甘淡渗湿健脾，使湿无所聚，则痰无由生，以治其生痰之源；且半夏与茯苓、泽泻配伍，燥湿化痰与渗利水湿相合，而达湿化痰消之功，亦体现了朱丹溪所谓"燥湿渗湿则不生痰"之理。泽泻利水湿、行痰饮，与白术同用，治疗痰饮停聚，清阳不升之头目昏眩。现代医学也认为，肥胖之人高血压往往存在高血容量的特点，因此常将利尿剂作为该病的首选药物。钩藤，息风止痉，常与天麻相伍；辅以丹参、珍珠母，以除烦安神定志。诸药合而用之，共奏化痰息风、健脾祛湿之功。

（2）痰瘀互阻证

本证多表现为心胸阵痛，如针刺、刀割，痛有定处，可放射至颈、肩、背部，兼胸闷胸憋，咳唾痰涎，或头晕头沉，头痛如刺，兼面色晦暗黧黑，爪甲紫暗滞涩，肢体困重麻木，多食善饥，渴不欲饮，胸闷痰多。舌质暗红或有瘀斑、瘀点，苔白腻，脉细缓或细涩。

此证多见于痰湿内蕴，日久血瘀之人，因此在临床上多见于中年以上、嗜食肥甘厚味、形体肥胖患者。于世家教授认为，痰浊流入血脉之中，使血液变黏稠，且黏附于心脉之上，使心包络变细；痰瘀互结，致血脉瘀滞，故心痛时作、咳唾痰涎；若痰瘀阻于脑络，则出现眩晕、头痛、手足麻木等症状。故于世家教授认为此类病证当治痰与化瘀并重，若单用活血化瘀则无法代替清化痰湿的作用。治宜祛痰化浊，逐瘀通络。在上方基础之上加瓜蒌、赤芍、丹参、鸡血藤、延胡索、苏木、川芎等。瓜蒌，善于涤痰散结、理气宽胸，《本草思辨录》云："瓜蒌实之长，在导痰浊下行，故结胸胸痹，非此不治。"赤芍、鸡血藤、苏木活血祛瘀止痛。延胡索活血、行气、止痛。川芎活血行气、祛风止痛，既可治心脉瘀阻之胸痹心痛，又为治头痛之要药。

● 验案举隅 ●

张某，女，35 岁。2009 年 12 月 8 日来诊。

患者患肥胖 1 年余，伴头晕、恶心 1 周。既往史有高血压病病史 1 年。平素嗜食肥甘厚味，否认烟酒等不良嗜好。

刻下症见：形体肥胖，头重如裹，肢体沉重，胸闷气短，神疲乏力，时有呕恶，口渴不欲饮，眠尚可。

查体：血压 150/90mmHg，BMI 28.1kg/m²，腰围 92cm。舌质淡胖，边有齿痕，苔白腻，脉濡滑。

理化检查：空腹血糖 8.5mmol/L，餐后 2 小时血糖 12.5mmol/L，HbA₁c 10.0%，TG 5.68mmol/L（参考值：0.7 ~ 1.7mmol/L），HDL-C 0.9mmol/L（参考值：1.1 ~ 2.2mmol/L）。彩超检查：轻度脂肪肝。

中医诊断：肥胖（痰湿阻滞）。

西医诊断：肥胖症；代谢综合征；2型糖尿病；高血压病1级（高危）；脂肪肝。

治法：祛痰化浊，健脾利湿。

处方：嘱其在合理饮食和运动基础上（主要是减少热量摄取及增加热量消耗），行控制血糖、血压、血脂、抗血小板聚集等对症治疗，同时配以祛痰化浊、健脾利湿方。

天麻30g，白术20g，半夏10g，钩藤30g，丹参20g，珍珠母50g，泽泻30g。每日1剂，水煎分3次服。

1周后复诊，患者自诉头晕症状明显减轻。

2周后复诊，患者症状缓解，理化检查结果示明显改善。

按语：本案患者因嗜食肥甘，损伤脾胃，健运失司，以致水谷不化精微，聚湿生痰，痰浊中阻，清阳不升，浊阴不降，遂致清窍不荣，故头晕；痰湿内阻，气机郁滞，痰气互阻，故胸闷；湿邪留置于经脉之间，则见头重如裹、肢体沉重；痰湿中阻，胃失和降，故呕恶；舌质淡胖，边有齿痕，苔白腻，脉濡滑，亦为脾虚痰湿之象。因此，方中皆为健脾利湿祛痰之品，标本兼治，以使脾运、湿化、痰消。

第四章　单味药应用心得

一、丹参

丹参为唇形科植物丹参的根，味苦，性微寒，归心、心包、肝经，具有活血调经、祛瘀止痛、凉血消痈、除烦安神之功。《本草便读》云："丹参，功同四物，能祛瘀以生新，善疗风而散结，性平和而走血……味甘苦以调经，不过专通营分。丹参虽有参名，但补血之力不足，活血之力有余，为调理血分之首药。其所以疗风痹去结积者，亦血行风自灭，血行则积自行耳。"《本草汇言》曰："丹参，善治血分，去滞生新，调经顺脉之药也。"现代药理研究表明，丹参能够改善微循环、抗血栓形成、抗血小板聚集、抗凝，并可有效促进纤维蛋白原降解的作用。于世家教授指出，对于一些慢性疾病，如糖尿病周围神经病变、高尿酸血症等，因病程迁延，"久病致瘀、久病入络"，出现瘀血阻滞证时可在处方用药中加用丹参以活血通经、祛瘀生新，一般用量为 15 ~ 20g。

同时，现代药理研究表明，丹参对肝脏具有一定的保护作用，能够明显抑制正常及损伤肝细胞的脂质过氧化反应，减少肝脏病理损害，改善肝内微循环障碍及血液黏稠度，促进肝脏再生及抗肝纤维化。丹参的水溶成分丹参乙酸，能够明显降低肝羟脯氨酸的含量，对损伤的肝细胞起到显著的保护作用。于世家教授将现代药理研究成果应用于临床中，对于甲状腺功能亢进症引起的肝脏损害及脂肪肝引起肝酶升高等情况，采用丹参注射液 0.8 ~ 1.2g，加入 0.9% 氯化钠注射液 200 ~ 250mL，每日 1 次，静脉滴注，常收到良好保肝降酶疗效。

二、大黄

大黄为蓼科植物掌叶大黄、唐古特大黄或药用大黄的干燥根或根茎，味苦，性寒，归脾、胃、大肠、肝、心包经，具有泻下攻积、清热泻火、凉血解毒、逐瘀通经之功效。《神农本草经》谓其："下瘀血，血闭寒热，破癥瘕积聚，留饮宿食，荡涤肠胃，推陈致新，通利水谷，调中化食，安和五脏。"《药品化义》云："大黄气味重浊，直降下行，走而不守，有斩关夺门之力，故号将军。"现代药理研究显示，大黄及其复方能够下调抵抗素表达，降低脂肪细胞瘦素表达，降低肿瘤坏死因子-α水平，调整脂质代谢及降低游离脂肪酸，增加胰岛素受体数目，降低胰岛素水平等多环节、多途径、多靶点、多因素来实现改善胰岛素抵抗之作用。于世家教授结合多年临床经验指出，大黄用于改善胰岛素抵抗宜制用，不宜生用，唯恐泻下之力过强，损伤脾胃。大黄用于改善胰岛素抵抗剂量以 6g 为宜。

三、黄芪

黄芪为豆科植物蒙古黄芪或膜荚黄芪的根，味甘，性微温，归脾、肺经，具有健脾补中、升阳举陷、益卫固表、利尿、托毒生肌之功。《本草汇言》曰："补肺健脾，实卫敛汗，驱风运毒之药也。"《医学衷中参西录》载："能补气，兼能升气，善治胸中大气下陷。"于世家教授运用黄芪治疗糖尿病兼证具有丰富的临床经验，以下分别论述。

1. 糖尿病合并胃轻瘫

于世家教授认为糖尿病合并胃轻瘫主要责之于脾，如《杂病源流犀烛》载："痞满，脾病也，本有脾气虚。"

于世家教授用补中益气汤加减，治疗脾胃虚弱，健运失职，升降失司之痞满。《本草正义》言："黄芪，补益中土，温养脾胃，凡中气不振，脾土虚弱，清气下陷者最宜。"黄芪甘以补气，温以升阳，既可补脾益气，又可升举中阳，兼以温振脾阳，散中焦之寒，为温中补虚、补中益气之要药。

2. 糖尿病肠病

（1）糖尿病合并腹泻

于世家教授指出，糖尿病腹泻的治疗重在温肾健脾、化湿止泻，兼用涩肠之品，以做到标本兼顾，故临床常用黄芪、白术、党参以益气健脾。因泄泻日久，患者多可出现气虚乏力、中气下陷等症状，故黄芪可用至30～50g，取其健脾益气升阳之效；且黄芪亦可补益肾气，如《本草备要》云："治伤寒尺脉不至，又补肾脏元气，为里药。"既可顾护中焦，又可兼顾下焦。

（2）糖尿病合并便秘

于世家教授认为，糖尿病合并便秘的病机关键在于气阴两虚，血燥津亏。此类患者大多形体消瘦或虚胖，大便秘结，虚坐努责，或大便不干，汗出短气，多伴脘腹胀满，食则胀甚，舌质红，舌体胖大，边有齿痕，舌苔黄或白腻，脉沉细数。治宜益气滋阴润下，佐以行气。方选黄芪汤加减，重用黄芪至50～100g。

3. 糖尿病神经源性膀胱

于世家教授认为，消渴合并癃闭多属虚证或因虚致实。因消渴日久，脾胃虚弱，运化无力，升清降浊失职；或耗气伤阴，日久阴损及阳，肾阳不足，命门火衰，膀胱气化无权。临床多见小腹坠胀，时欲小便而不得出，或量少而不畅，神疲乏力，纳呆，气短懒言，舌淡，苔薄，脉细。治疗予补中益气汤合五苓散加减，可重用黄芪益气健脾，可用至 30 ~ 50g。

4. 糖尿病周围神经病变

糖尿病周围神经病变属于中医学"痹证""痿证""脉痹""血痹""脱疽"等范畴，为本虚标实证。于世家教授认为，糖尿病周围神经病变初期多燥热内盛，耗气伤阴，日久阴损及阳，阴阳俱虚，气虚无力行血，则血行不畅，阴虚则脉络失养、肌肤不仁。于世家教授将益气药物的应用贯穿于治疗始终，以黄芪为君药，益气行血，气行则血行，血行则痛止。黄芪的用量通常从30g 开始，最多用至 120g。

5. 糖尿病肾病

于世家教授认为，糖尿病肾病水肿辨证多属阴水，故益气健脾之品必不可少。黄芪是其必用之品，且必重用，通常在 50g 以上。黄芪，味甘，性微温，归脾、肺经，重用旨在补气健脾，使脾气得生、水湿得运，而达利水消肿之功，对于脾虚水停者有标本兼顾之效。现代药理研究表明，黄芪有显著的利尿作用，大量用药可使尿量增加；且黄芪还对肾小球基底膜的电荷屏障和机械屏障具有保护作用，故可减轻肾小球通透性，对肾性蛋白尿有减轻和消除作用。

四、黄精

黄精为百合科植物黄精或多花黄精的根茎，味甘，性平，具有补气养阴、健脾、润肺、益肾之功。《神农本草经·上品》谓其："为君，能补养，无毒，可以多服久服。"故黄精又名"仙人余粮"。《日华子本草》曰："补五劳七伤，助筋骨，止饥，耐寒暑，益脾胃，润心肺。"《本草纲目》载："补诸虚……填精髓。"现代药理研究发现，黄精多糖能修复胰岛 B 细胞和促进残存细胞分泌胰岛素及抗氧化的作用。其单药运用于糖尿病肾病模型当中，也可能具有保护肾脏、延缓糖尿病肾病进展的作用。故于世家教授在糖尿病患者的治疗中，善于运用黄精以补虚，尤宜于糖尿病肾病患者。同时，于世家教授在长期临床实践中总结出黄精用于失眠患者疗效亦佳。于世家教授强调应用黄精时剂量不宜过小，以30～50g为宜。

五、三七

三七为五加科植物三七的干燥根，味甘、微苦，性温，归肝、胃经，具化瘀止血、活血定痛。《本草新编》曰："三七根，止血之神药也，无论上、中、下之血，凡有外越者，一味独用亦效，加入补血补气药之中则更神。盖止药得补而无沸腾之患，补药得止而有安静之休也。"现代药理研究证明，三七总苷除具有降血脂、降血糖的作用外，还有抑制血小板聚集、延长组织耐缺氧能力，以及通过理血补血促进血液循环的作用。于世家教授认为，糖尿病周围神经病变，具有疼痛拒按、昼轻夜重、疼痛部位固定不移等特点，中医辨证属瘀血内阻，治宜活血化瘀，其潜心研发的糖末宁方中用三七活血化瘀、通络止痛，临床取得显著疗效。

六、穿山龙

穿山龙为薯蓣科植物穿龙薯蓣的干燥根茎，味苦，性微寒，具有祛风湿、活血通络之功，被广泛应用于中医学的镇痛方剂之中。《东北药用植物志》中载穿山龙："舒筋活血，治腰腿疼痛，筋骨麻木。"《陕西植药调查》曰穿山龙："制疟，止疼，消肿。"现代药理研究发现，穿山龙的有效成分主要为总皂苷，其水解产生薯蓣皂苷元。非甾体类药物对免疫功能具有广泛的作用，作为具有类似结构的薯蓣皂苷元，同样具有广泛的免疫调节、抑制外周炎症介质产生、镇痛抗炎的作用。

于世家教授将中医传统理论与西医药理研究相结合，深入研究内分泌相关疾病的治疗，本着异病同治的原则，在临床遣方用药中将穿山龙广泛应用于痛性糖尿病周围神经病变、急性痛风性关节炎、亚急性甲状腺炎的治疗中，临床疗效确切。同时，于世家教授根据临床实践经验总结出"若显奇效，必当重用"的结论，故治疗上述疾病时，穿山龙的用量一般在50g，重用可达60g，方可取效。